AF572868

KARIN THIEMANN

Gemmotherapie von A bis Z

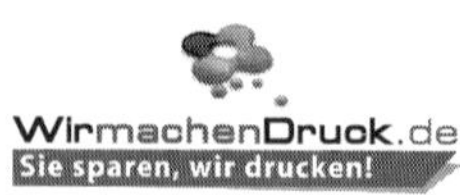

Email: info@edition-jt.de
www.edition-jt.de

JT Handels UG
Berumer Str. 44
26844 Jemgum

Inhalt

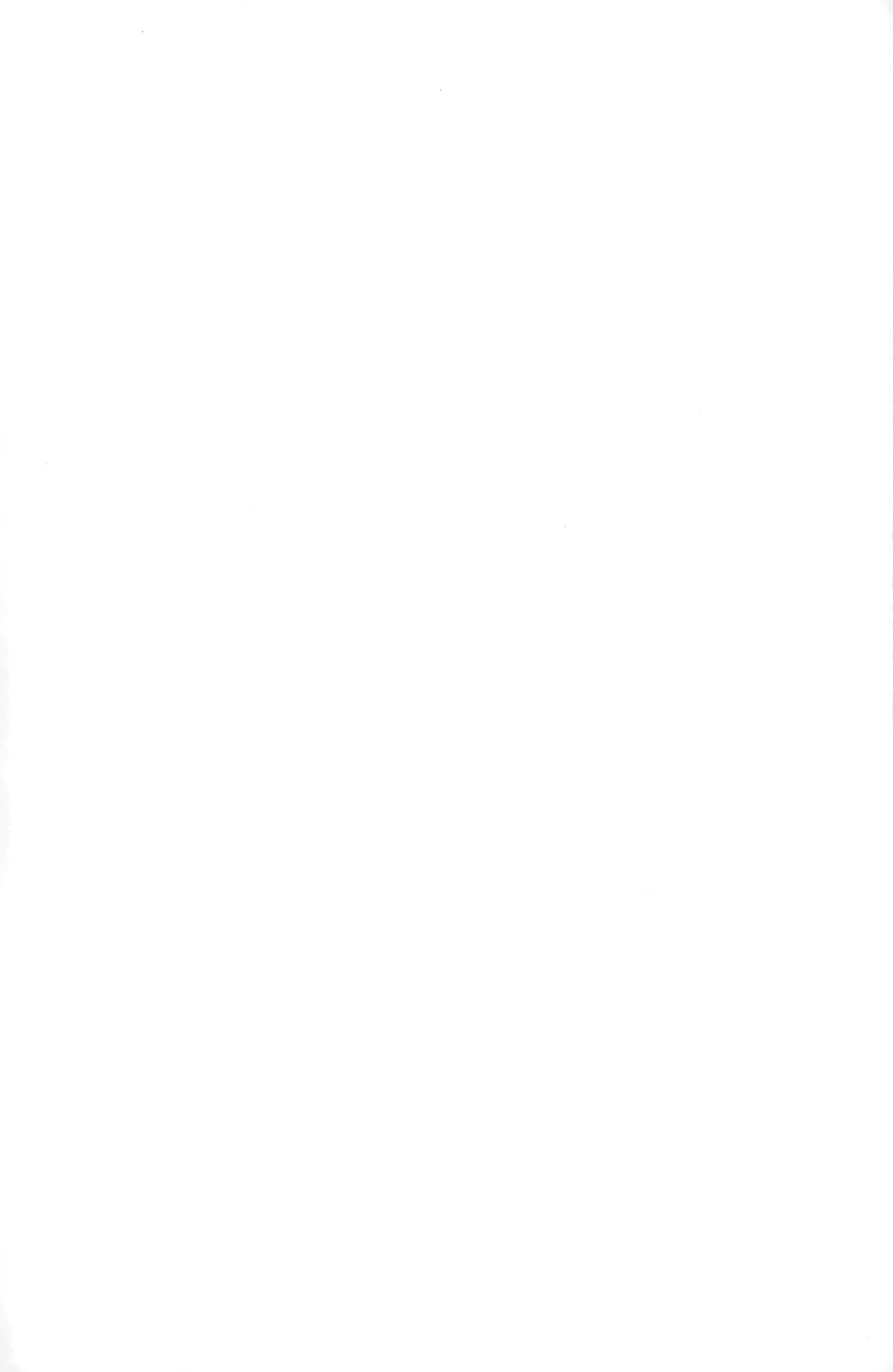

Über die Kraft der Knospen

So wie die Sonne nach einem langen Winter im Frühjahr unsere Lebensgeister erweckt, so möge dieser Ratgeber die Neugierde in Ihnen wecken, wie Sie mit einfachen Mitteln aus den Geschenken der Natur Heilmittel erhalten können, die Ihnen in nahezu allen Bereichen des Krankseins unterstützend zur Seite stehen.
Lassen Sie sich entführen in eine besondere Welt der Flora und entdecken Sie alles über die Kraft der Knospen, die im wahrsten Sinne des Wortes auch mit der Kraft des Lebens gleichzusetzen ist.
Sie erfahren etwas über die Geschichte der Gemmotherapie, wir verweilen ein wenig bei den botanischen Aspekten und setzten unsere Reise dann fort zu all dem Wissenswerten über Gemmo-Pflanzen, ihren Inhalts- und Vitalstoffen. Außerdem finden Sie eine alphabetische Unterteilung der Indikationen, die Ihnen das Suchen nach Gemmo-Pflanzen und Krankheitsbildern leichter möglich.
Im Anschluss finden Sie Mittel für Ihre Hausapotheke, bevor Sie erfahren werden, wie Sie Gemmo-Mazerate selbst herstellen können – selbstverständlich inklusive praktischer Anwendungsbeispiele und wertvoller Schönheitstipps!
Am Ende erwartet Sie in unserem Bonusteil umfangreiche Informationen zum Thema Selbstanbau von Pflanzen, aus denen Sie Ihre eigenen Gemmo-Therapeutika herstellen können. So sind Sie gewappnet für die alltäglichen Befindlichkeiten des Lebens und können mit diesem großen Nachschlagewerk selbstverantwortlich dazu beitragen, Heilung in Ihr Leben zu bringen.

Gemmotherapie - Die Kraft der Knospen

Der Begriff „Gemmo" stammt ursprünglich von dem lateinischen Wort „**Gemma**" ab und bedeutet so viel wie **Knospe**, aber auch Edelstein oder Juwel. So verrät uns der Namen gleich zu Beginn, dass sich diese besondere Form der Therapie mit dem Wertvollsten beschäftigt, das Pflanzen hervorbringen: ihre Knospen. In ihnen ist die wahrscheinlich edelste Information gespeichert: der jeweiligen Lebensplan einer Pflanze. Diese Knospen werden auch als Organe der Bäume und Sträucher angesehen, aus denen heraus sich alle Pflanzenteile entwickeln. In ihnen ist eine hohe Konzentration verschiedener Inhaltstoffe enthalten, die bei Mensch und Tier sowohl beruhigende, wie auch regulierende und vitalisierende Wirkungen auslösen können. Die aus ihnen hergestellten Gemmomittel (normalerweise in Sprayform) gelten in der Alternativ- bzw. Komplementärmedizin als pflanzliches Präparat, werden mittlerweile jedoch als offizielle Arzneimittel geführt.

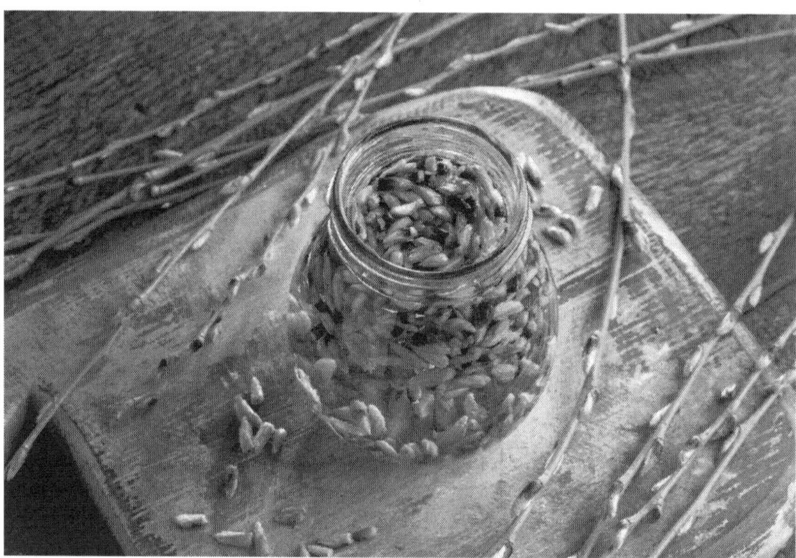

Zusätzlich zu den Knospen werden in der Gemmotherapie auch die inneren Rinden, Keimlinge und die jungen, frischen Sprossen, Triebe und Schösslinge verwendet, die ebenso reich an pflanzlichen Wachstumsfaktoren sind. Aus ihnen werden flüssige Auszüge hergestellt, die sogenannten **Gemmomaze-**

rate. Diese besitzen besondere starke Regenerations- und Vitalisierungskräfte und unterstützen auf eindrucksvolle Weise den jeweiligen Heilungsprozess.

Mazerat (aus dem Lateinischen Wort „maceratio" abgeleitet; macerare = einweichen), auch bekannt als „Mazeration" (Kaltansatz, Kaltauszug, Kaltwasserauszug) wird ein Verfahren bezeichnet, dass dazu dient, leichtflüchtige oder thermisch instabile Inhaltsstoffe aus vorzugsweise pflanzlichen Rohstoffen zu lösen. Dieser Vorgang wird eher seltener bei mineralischen oder tierischen Rohstoffen vorgenommen. Die Kaltwasserauszüge werden vor allem in der Phytotherapie (klassische Pflanzenheilkunde) genutzt, um ätherische Öle und Schleimstoffe aus den Heilpflanzen herauszulösen, da gerade die Schleimstoffe besonders hitzeempfindlich sind. Hierfür wird die zerkleinerte Pflanze mit kaltem (maximal lauwarmem) Wasser übergossen. Dieser Auszug muss dann für zwölf Stunden ruhen und wird im Anschluss abgeseiht. Viele Gärtner nutzen diesen Vorgang zum Beispiel zur Gewinnung von natürlichen Schädlingsbekämpfungsmitteln, die sie u. a. aus Brennnesseln gewinnen.

Von Anbeginn der Zeit werden Bäume nicht nur bei den indigenen Völkern als „der große Bruder" der Menschen angesehen. Bäume sind unsere ständigen Weggefährten. Sie begleitet uns durchs Leben und werden nicht selten zu einem wichtigen Bestandteil unseres Lebens, wenn nicht sogar zu unseren Vertrauten. Sie sind uns ein Vorbild für Erdung, denn die Art, wie ihre Wurzeln mit dem Boden eine Verbindung eingehen, zeigt uns, dass auch wir durch unsere (mentale) Verankerung mit diesem Planeten verbinden und die Erde uns Halt und Kraft schenkt. Zudem wandeln Bäume und Pflanzen das von uns ausgeatmete Kohlendioxid in Sauerstoff um und ermöglichen uns somit zu leben. Der Zyklus, den eine Knospe im Laufe eines Jahres durchlebt, ist vergleichbar mit dem ewigen Kreis des Lebens, dem auch wir Menschen folgen. Vergleichbar ist die Knospe mit einem Samenkorn. Sie trägt einen nicht endenden Schatz an Lebensenergie in sich und findet Jahr für Jahr erneut ins Leben.

Der Erfinder der Gemmotherapie, so wie wir sie heute kennen, war der belgische Arzt Dr. Pol Henry (*1918 – †1988). Er studierte während des zweiten Weltkrieges Medizin. Bereits während seines Naturheilkunde-Studiums faszinierte ihn vor allem die Pflanzenheilkunde und hier im Besonderen die Möglichkeiten, die ihm die jungen Knospen boten. Im Kapitel „Historie – Über die Geschichte und Entwicklung der Gemmotherapie" werden wir noch ausführlich auf ihn und seinen Werdegang eingehen. Die von ihm entdeckte spezifischere Form der Pflanzenkunde entwickelte er immer weiter und so wurde die Gemmotherapie letztendlich zu einer Heilmethode, bei der heilende Präparate aus den frischesten und somit lebendigsten Teilen der

Bäume und der Pflanzen verwendet werden. Dies sind nicht nur die bereits genannten Knospen, sondern auch junge Triebe, Sprossen, Schösslingen wie auch Wurzelspitzen. Hier befinden sich meisten Lebenskräfte, welche die Selbstheilungskräfte der Menschen unterstützen. Zudem stärken sie unsere Regenerations- und Vitalisierungskräfte. Hier zeigt sich auch der Unterschied zur **Phytotherapie**, die im Vergleich zur Gemmotherapie fast ausschließlich ausgewachsene Blüten, Früchte und andere Pflanzenteile einsetzt.

? Der Begriff „**Phytotherapie**" (abgeleitet aus dem Griechischen Wort „phyton" für Pflanze) stammt aus dem späten 19. Jahrhundert und wurde ursprünglich von dem französischen Arzt Henri Leclerc (* 1870 - † 1955) geprägt und basiert primär auf überlieferte Erfahrungen. In dem Kapitel „Was verstehen wir unter Phytotherapie" werden wir diese noch ausführlich erläutern.

Die Gemmotherapie ist gewissermaßen die „kleine Schwester", wenn nicht sogar das Herz der Phytotherapie. Durch die Extraktion der einzelnen Wirkstoffe der Knospen, Triebspitzen und Schösslinge mit Hilfe einer Glycerin-Alkohol-Lösung gelangen wir zu den Wachstumskräfte, die vorwiegend aus diversen Aminosäuren (wichtige Eiweißbausteine wie (Arginine, Proline, Glycine, Alanine) bestehen und in flüssiger Form als Heilmittel und zu Regenerationszwecken eingesetzt werden können. Der Vorteil von diesem speziellen Verfahren ist, dass die überaus sensiblen Inhaltsstoffe dabei nicht zerstört werden.

Die Knospen unterstützen zudem die Ausscheidung von Schadstoffen aus den Körperzellen und sie regulieren die Zusammensetzung der Aminosäuren. Weiterhin ist der Vitamin-C-Gehalt bei den Beerensträuchern in deren Knospen weitaus höher als in einer reifen Frucht. Die Pflanzenhormone (z. B. Auxine und Cytokine), die das Wachstum regulieren, unterstützen beim Menschen die körpereigenen Abwehrkräfte und können die sogenannten „**freien Radikale**" unschädlich machen.

? **Freie Radikale** sind Zwischenprodukte in unserem Stoffwechsel. Diese entstehen in jeder menschlichen Zelle. Sie sind sehr aggressive, chemische organische Verbindungen, die Sauerstoff enthalten. Diese wiederum trachten danach, Atomen oder Molekülen deren Elektronen zu entreißen. Dadurch kann es zu einer Kettenreaktion kommen, die weitere freie Radikale hervorbringt. Die Folge davon: es entsteht oxidativer Stress – die Zellen geraten aus dem Gleichgewicht.

Zu den wichtigen Inhaltsstoffen der Knospen gehören auch die **Flavonoide**. Diese wasserlöslichen Pflanzenfarbstoffe spielen eine entscheidende Rolle im Stoffwechsel der Pflanzen. Bei uns Menschen haben sie eine antiallergische, antibakterielle und antivirale Wirkung und können Herz-Kreislauf-Erkrankungen vorbeugen. In der alltäglichen Ernährung nehmen wir diese auf, wenn wir beispielsweise Obst oder Gemüse essen. Doch sobald wir erkrankt sind, sollten wir diese konzentriert einnehmen. Dies kann über die Einnahme von Gemmomitteln erfolgen.

Weiterhin enthalten sind in den jungen Pflanzenknospen auch das sogenannte **Meristem** sowie andere artspezifische Inhaltsstoffe wie ätherische Öle, **Flavonoide** und **Gerbstoffe**. Erwähnenswert ist auch, dass die Knospen die Ausleitung und Entgiftung fördern.

Meristem ist ein Bildungsgewebe und bezeichnet einen speziellen Gewebetyp von Pflanzen, der aus undifferenzierten Zellen besteht. Meristem ist besonders an dem Wachstum durch die verstärkte Zellteilung beteiligt. Es enthält einen großen Anteil an DNA und RNA und weißt eine erhöhte Proteinbildung auf, denn die Knospen müssen bei dem Vorgang auf die Wahrscheinlichkeit vorbereitet werden, dass bei einer Zellteilung auch Fehler passieren könnten (z. B. Absterben, Missbildungen und Unfruchtbarkeit).

Flavonoide sind verantwortlich für die Farbgebung der Pflanzen. Sie schützen vor schädlichen Umwelteinflüssen. Zudem werden sie aufgrund ihrer gefäßschützenden Wirkung als Venenmittel eingesetzt und gelten als bewährtes Herz-Kreislauf-Mittel sowie bei Magen-Darm-Beschwerden.

Gerbstoffe gelten als natürliche Abwehrstoffe gegen mikrobielle Erreger und Schädlinge. Sie wirken adstringieren, austrocknend (beispielsweise bei Bakterien oder Pilzerkrankungen), blutstillend, entzündungshemmend, reizmildernd. Zudem werden Gerbstoffe medikamentös angewendet bei Vergiftungen. Aber Achtung: bei einer Überdosierung wirken sie schleimhautreizend!

Eingesetzt werden kann die Gemmotherapie zum einen als eigenständige Therapie, zum anderen wirkt sie auch begleitend zu konventionellen Behandlungsmethoden, therapeutischen Maßnahmen, homöopathischen Mitteln und Medikamenten. Sie gilt als sehr sanft und wird vor allem bei Allergien, Erschöpfungszuständen, Infekten, Migräne und bei Schlafstörungen angewendet. Heilende Wirkung erzielt die Gemmotherapie auch nach Antibiotikabehandlungen. Zudem beschleunigt sie die Wirkung von konventionellen Medikamenten, wenn sie parallel genutzt wird.

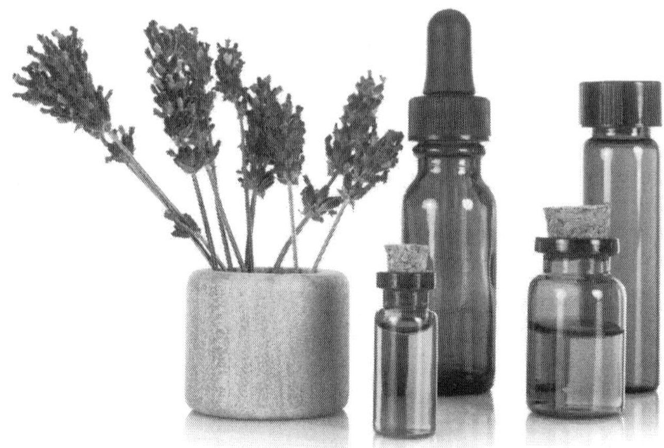

Auch wenn die Gemmotherapie bisher vorwiegend in französischsprachigen Ländern (Belgien, Frankreich und Schweiz) praktiziert wurde und die Kenntnisse darüber in Deutschland bisher noch nicht weit verbreitet sind, erfährt sie doch nun auch im deutschsprachigen Raum immer mehr an Beliebtheit und vor allem an Bedeutung. Dies liegt nicht zuletzt an den diversen wissenschaftlichen Studien, die bereits seit über 60 Jahren ihre Nützlichkeit belegen.

Diese Studien zeigten auf, dass Heilmittel, die aus Knospen hergestellt wurden, sich positiv auf den Zellhaushalt des menschlichen Körpers auswirken. Nachgewiesen wurde dies durch offensichtliche Veränderungen im Blutbild der Probanden. Demzufolge regen die Knospenessenzen und -mazerate (Kaltauszüge) die Bildung der **Makrophagen** (weißen Blutkörperchen) an.

Makrophagen dienen – wie die Ihnen wahrscheinlich bereits bekannten Leukozyten – der Immunabwehr. Dies sind sogenannte „Fresszellen", die Krankheitserreger wie Bakterien und Viren aufnehmen, diese verdauen und damit unschädlich machen.

Zu erwähnen ist, dass die genutzten Knospen nicht nur die Pflanze selbst wachsen lässt. Ihnen wird zugesagt, dass sich ihre Wirkstoffe durch die Gemmomittel auch auf Menschen übertragen und diese dabei unterstützen, zu regenerieren und sich zu verjüngen. Zudem können mit ihnen zahlreiche akute wie auch chronische Beschwerden und Erkrankungen behandelt werden.

Gut zu wissen:
Inhaltstoffe all jener Pflanzen, die hier im weiteren Verlauf erwähnt werden und die möglicherweise giftige oder schädliche Bestandteile beinhalten können, sind in dem Knospenstadium noch nicht entwickelt worden.

Über den Grundsatz der Gemmotherapie

Aus gemmotherapeutischer Sicht gibt es laut Dr. Pol Henry drei unterschiedliche Floraentwicklungen:

- **Bäume:** Hiermit wird definiert, in welchem Stadium sich die zu behandelnden Krankheiten und Symptome befinden.
- **Sträucher:** Sie unterstützen die Bäume in ihrer Wirkung und finden ihren Platz niemals zufällig in den Wäldern.
- **Biotopspezifische Kräuter:** Überwiegend werden hier die sogenannten Lippenblütler (Lamiaceae) verwendet. Dies sind in der Regel krautige oder verholzende Pflanzen. Die Drainage ist ihre Hauptaufgabe und während einer Therapie von hoher Bedeutung.

Gemäß diesem Grundsatz wird in der Gemmotherapie ein Baum-Mazerat immer mit einer Strauch- und Kräutermischung kombiniert.

Erwähnungswert ist vor allem die Tatsache, dass sowohl Patienten als auch Therapeuten von dieser Therapieform begeistert sind, da diese effektiv und gleichzeitig unkompliziert in der Anwendung ist. Die heilende Wirkung der einzelnen Knospen ist direkt spürbar. Sie spenden den Anwendern Kraft und Lebensfreude und lindern Ihre Beschwerden. Tatsächlich werden die Gemmomazerate als eine der kraftvollsten Mittel der Pflanzenheilkunde bezeichnet. Ihre wertvollen Inhaltsstoffe – die volle Power der Bäume und Pflanzen - unterstützen sowohl den Körper als auch unseren Geist und unsere Seele. Aus diesem Grunde werden die unterschiedlichen Gemmomittel auch gerne kombiniert, falls sie noch nicht als Komplexmittel angeboten werden. In diesen Komplexmitteln sind verschiedene bewährte homöopathische Wirkstoffe enthalten, die einander ergänzen. Sie werden häufig auch als Kombinationspräparate bezeichnet, da sie sich sinnvoll für die Behandlung des jeweiligen Anwendungsgebietes ergänzen.

Zum Einsatz kommen diese Mittel unter anderem bei akuten Infekten und zur Linderung von Symptomen wie Schmerzen und Unruhe. Aber auch bei der Behandlung von chronischen Erkrankungen werden sie genutzt um beispielsweise hormonelle Störungen zu regulieren und wiederkehrende Entzündungsherde (in der Blase, dem Darm oder bei Prostatitis) zu heilen. Sie sind hilfreich bei Angstzuständen, Nervosität und Schlafstörungen sowie bei psychosomatischen Leiden.

In dem Kapitel „Knospen von A – Z“ werden Sie zur Unterstützung eine umfangreiche Auflistung aller Bäume und Pflanzen finden, die zur Herstellung von Gemmomazeraten verwendet werden und für welche Beschwerden diese einsetzbar sind. Dabei werden Sie feststellen, dass nicht aus allen bekannten Heilpflanzen diese Gemmomittel angefertigt werden. Dies liegt daran, dass die regulativ wirkenden Inhaltsstoffe der Knospen und Triebe nur in den mehrjährigen Pflanzen (Bäumen und Sträuchern) enthalten sind.

Um eine weitere mögliche Frage gleich vorwegzunehmen, sollten Sie wissen, dass die Gemmotherapie durchaus auch mit anderen Medikamenten problemlos kombiniert werden darf. Lediglich Allergiker sollten zuvor einen Arzt oder Therapeuten konsultieren, wenn sie sich nicht ganz sicher sind, ob die weiter unten aufgeführten Pflanzen bei ihnen eine ungewünschte Reaktion hervorrufen könnten. Ansonsten ist es durchaus möglich, diese Mazerate mit chemischen als auch pflanzlichen Medikamenten und energetisch wirkenden Heilmitteln (z. B. aus der Homöopathie) zu kombinieren. Auch können Sie mehrere Gemmomittel gleichzeitig verwenden, solange diese sich gegenseitig in ihrer Kombination ergänzen.

Die eigene Herstellung der Gemmomazerate (eine Glycerin-Alkohol-Lösung) ist unkompliziert und macht zudem viel Freude. Sie werden sehen, wie heilend es selbst auf Sie wirkt, wenn Sie im Frühling in die Natur hinausgehen und die jungen Knospen und Triebe sammeln dürfen.

Historie - Über die Geschichte und die Entwicklung der Gemmotherapie

Die Gemmotherapie ist im Grunde genommen keine neue Methode, um körperliche Befindlichkeiten zu heilen, denn bereits seit Jahrhunderten war das Wirken mit frischen Pflanzenteilen ein fester Bestandteil der Baumheilkunde. Die Menschen lebten damals in tiefer Verbundenheit mit ihrer gesamten Umwelt und verehrten die Flora. Dies prägte vor allem das Leben der indigenen Völker und deren Heilwissen. Noch heute bezeichnen die Ureinwohner die Bäume als „unsere stehenden Brüder und Schwestern".

Schon **Hildegard von Bingen** (*1098 - †1179) sprach bereits im 12. Jahrhundert von „Viriditas", was sowie bedeutet wie die Grundkraft der Bäume und Pflanzen, der Menschen, Tiere und Mineralien – also der gesamten Natur. Gemäß Ihrer Lehre beruhen viele Krankheiten auf einen Mangel an Viriditas. Sie benutzte schon damals Knospen verschiedener Pflanzen, um kranke Menschen zu heilen. Besonders die Knospen des Apfelbaumes, der Birke, Esche, Esskastanie, Schwarzen Johannisbeere und der Silberlinde kamen zum Einsatz.

Später beschäftigten sich auch klassische Alchemisten mit der „Kraft der Sprossen" sowie Dr. Paul Niehans, der berühmte Schweizer Erfinder der Frischzellentherapie. Dies veranlasste den belgischen Arzt und Naturforscher **Dr. Pol Henry** in den frühen 1960er Jahren dazu, sich speziell der Potenz von Extrakten aus Knospen zuzuwenden und diese gezielt zu erforschen. Zuerst untersuchte er die bestmögliche Extraktionsmethode und im Anschluss die Wirkstoffe, ihre Profile und deren medizinischen Auswirkungen. Seine Studien brachten ihn zu der Erkenntnis, dass die Proteine eine wichtige Rolle bei Erkrankungen spielen. Sie dienen sozusagen als Informationsträger. Daraus schlussfolgerte er, dass aufgrund dessen jede dieser Substanzen als Heilmittel angesehen werden müsse, wenn es körpereigene Proteine wieder in den Normalzustand bringen konnte. Im Übrigen besteht die Möglichkeit, Krankheiten auch auf der Ebene der Aminosäuren zu behandeln, was sehr für den Einsatz von Pflanzenknospen spricht, da sie über einen hohen Anteil an Aminosäuren und Proteinen sowie über ein großes Teilungs- und Wachstumspotenzial verfügen.

Bereits nach kurzer Zeit erkannte Dr. Pol Henry, dass die aus Alkohol, Glycerin und Wasser erstellten Gemmomazerate sich deutlich von den Arzneimitteln der konventionellen Phytotherapie abhoben, da er es bei den jungen Knospen und Trieben mit Embryonalgewebe (siehe „Meristem" im vorangegangenen Kapitel) zu tun hatte, das eine immense Heil- und Wirkkraft in sich trägt und in der Lage war, die heilenden Inhaltsstoffe aus den Knospen und Schösslingen herauszuziehen und haltbar zu machen. Mit seiner speziellen Methode schaffte er es, dass vor allen Dingen die Proteine erhalten blieben.

Seine unzähligen Untersuchungen belegten, dass das embryonale, pflanzliche, teilungsaktive Gewebe den höchsten Gehalt an Energien und Informationen für die Entwicklung eines Organismus aufweist und damit fehlgesteuerte Informationen im Körper regeneriert und repariert werden können. Das Verfahren nannte er selbst damals „**Phytoembryotherapie**" und veröffentlichte im Jahr 1970 seine Theorien sowie die klinischen Ergebnisse seiner begründeten phytotherapeutischen Methode.

Mit seinen neu entwickelten Heilmitteln erlangte Dr. Pol Henry besonders in der französischen Naturmedizin große Aufmerksamkeit. Einen großen Meilenstein erreichte er, als sein Vertrauter der Arzt und Homöopath und Professor in Paris **Dr. Max Tétau**, (*1927 - †2012) und damaliger Präsident der medizinischen Gesellschaft für Biotherapie (Frankreich), und **Prof. Bastien Mallein** vom Lehr- und Forschungsinstitut (Lyon) die Wirksamkeit der Mazerate durch deren eigene klinische Versuche bestätigte. Prof. Mallein erkannte die besondere Vielfalt der Einsatzmöglichkeiten der Johannisbeerknospe und deklarierte eine ihrer Wirkungen als sanftes, pflanzliches Cortison. Dr. Max Tétau war es denn auch, der den Begriff „**Gemmotherapie**" schließlich einführte.

1956 wurde das von Dr. Henry Pol erfundene Herstellungsverfahren der Gemmotherapeutika in die anerkannte „Pharmacopée française", dem Französischen Arzneibuch, eingetragen. 2011 fand die Methode sogar ihren Platz in der „Pharmacopea europaea", das Europäische Arzneibuch. Dies bedeutet, dass die Gemmotherapie rechtlich gesehen seitdem auch in allen europäischen Ländern zugelassen ist. 1959 stellt er erstmals seine Forschungsergebnisse über das pflanzliche Embryogewebe im „Archives Homéopathiques de Normandie", dem homöopathischen Archiv der Normandie, vor.

Noch heute haben diese speziellen Glycerolmazerate den Status eines homöopathischen Arzneimittels. In der Schweiz werden diese als herkömmliche Arzneimittel bezeichnet. Aus diesem Grund sind sie dort auch nur in Apotheken und Drogerien erhältlich. Hier in Deutschland definiert man die Gemmomittel aufgrund der EUR-Lebensmittelverordnung als „Knospenextrakte". Aus diesem Grund sind sie bei uns sowohl in Apotheken wie auch in Reformhäusern erhältlich. Mittlerweile erfreut sich die Gemmotherapie einer immer größeren Beliebtheit, sowohl bei Patienten als auch bei Therapeuten. Die Therapie ist effektiv, sanft, wirkt in der Regel schnell und vor allen Dingen zielgerichtet. Sie kann nachhaltig angewendet werden.

Die Knospe aus botanischer Sicht

Bevor wir uns den einzelnen Pflanzen bzw. Gemmomitteln zuwenden, betrachten wir erst einmal ihren und die Bestandteile einer Knospe. In der Botanik ist die Knospe, die im Latinischen nicht nur als „gemma“ sondern auch als „oculus“ (Auge) bezeichnet wird, der heranwachsende Zustand eines Triebes (Schössling, Spross), in dem sich die Blätter oder auch Blüten erst noch entfalten. Daher endet auch jeder Spross, Zweig und sogar jeder Stamm in einer Knospe, die auch als End-, Gipfel-, Haupt- oder Terminalknospe bezeichnet wird. Darüber hinaus bilden sich in jeder Blattachsel, dem Schnittpunkt zwischen Blatt und Stängel einer Pflanze, neue Achsel- bzw. Seitenknospen (Gemmae axillares s. laterales), von denen die Verzweigung des jeweiligen Sprosssystems (der oberirdische Teil einer Pflanze) ausgeht.

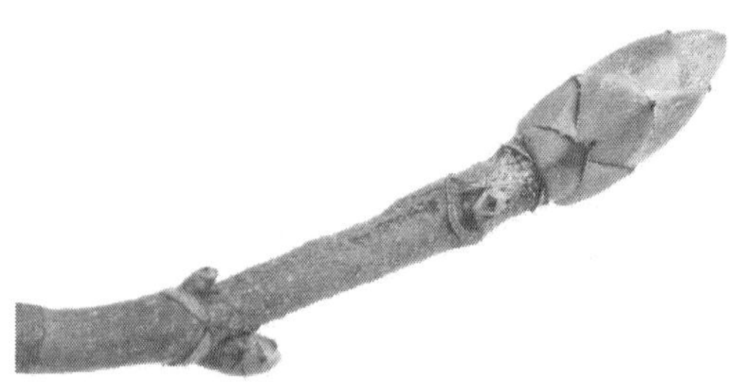

Neben der Hauptachselknospe werden oftmals noch weitere Knospen angelegt, die auch „Beiknospen“ genannt werden.

Die **Achselknospe** ist ein embryonaler Spross und hat das Potenzial, Triebe zu bilden. Dies sind entweder vegetative Triebe, zu denen die Stängel und Zweige gehören, oder es sind sogenannte „reproduktive“ Triebe, aus denen später Blüten entstehen. Ist die Knospe einmal gebildet, so kann sie für eine gewisse Zeit inaktiv bleiben oder sie bildet sofort einen Trieb.

Aus den Achselknospen führt jeweils die Verzweigung eines Stängels, der dann später zu einem neuen Zweig heranwachsen kann. In der Blattachsel selbst steht oftmals nur eine einzelne Knospe, während sich beispielsweise bei den Geißblättern und Heckenkirschen (Lonicera) zusätzlich noch eine oder mehrere Knospen darüber befinden. Diese tragen den Namen Bei- oder auch Nebenknospen (Gemmae accessoriae). Es existieren jedoch auch Pflanzen (Baumfarne, Palmen etc.), die keine Seitenknospen entwickeln, darum bleiben diese unverzweigt.

Bei Holzgewächsen wie der Gemeinen Hasel, Hainbuche, Linde und der Ulme schlägt ab und an die Bildung der Gipfelknospe fehl. Wenn dies geschieht, übernimmt zunächst die darunter befindliche Seitenknospe die Fortsetzung des betroffenen Zweiges und wird darum auch als Endknospe angesehen. Nur bei Flieder (Syringa) endet der sogenannten „gipfelknospenlose Zweig“ dann mit zwei Seitenknospen. Ursprüngliche Gipfelknospen sind bei Obstbäumen sowie beim Ahorn, der Eiche, Pappel und Rosskastanie zu finden.

Unterschieden wird hauptsächlich zwischen der Blattknospe (Gemmae follipara), der Blütenknospe (Gemmae florales) und der Tragknospen (Gemmae floripara):

- **Blattknospen** werden zu einem mit Blättern versehenen Spross (Zweig)
- **Blütenknospen** stellen die noch unentfalteten Blüten dar (ohne Spross)
- **Tragknospen**, auch bekannt als Fruchtaugen, bringen einen blütentragenden Spross hervor

Weniger bekannt sind die **Adventivknospen** (Gemmae adventitiae). Dies sind Knospen, die nicht in Blattachseln oder an Sprossspitzen gebildet werden, sondern die spontan an bereits entwickelten Pflanzenteilen, häufig nach Verletzungen der Pflanze sowie an alten Baumstämmen gebildet werden. Bei Letzterem spricht man von einem „Stockausschlag“, der im Inneren in der Kambiumschicht (in der Regel die drittletzte Schicht) eines Baumes entsteht.

Die einzelnen Bestandteile (alphabetisch aufgeführt) der Knospen sind:

- die **Blattanlage** (Blattprimordium) ist eine kleine wulstartige Erhebung an der Seite der Sprossachse. Aus ihr bilden sich später die Blätter. Das Wachstum des Blattes selbst beginnt im Apikalmeristem (Apex = Scheitel). Dies ist das teilungsaktive Gewebe am äußeren Ende einer Sprossachse. Während des Wachstums dreht sich das Scheitelmeristem um seine eigene Achse und bildet so die Blattanlage. Dieses Primordium ist somit die erste sichtbare Entwicklungsphase von Blättern (Primordium = Anfang).
- die **Blattnarbe** entsteht kurz nach dem Abfall der Blätter auf der Sprossachse (Halm, Schaft, Stamm oder Stängel). Die Sprossachse ist ein wichtiges Grundorgan von Pflanzen. Sie trägt das Blattwerk. Besonders gut zu erkennen sind Blattnarben nach dem Laubfall. Sie besitzen Leitbündel (Leitbahnen), welche während der Vegetationszeit den Stofftransport (Wasser, Zucker und organische Substanzen) zwischen dem Blatt und der Sprossachse ermöglichen. Weitere Bezeichnung für die Blattnarbe sind „**Blattkissen**" oder „**Knospenkissen**".
- die **Blütenanlage** ist auch als „Infloreszenzanlage" bekannt (inflorescere = zu blühen beginnend). Sie ist jeweils eine kleine wulstartige Erhebung an der Seite der Sprossachse. Sie ist das Reproduktionsorgan der Blütenpflanzen und besteht aus dem weiblichen Fruchtblatt, dem männlichen Staubblatt sowie dem Kelchblatt, dass diese umhüllt.
- das **Gefäßbündel** (Leitbündel) ist ein Gewebestrang, welcher das Innere aller Pflanzenteile durchzieht und bereits von der Wurzel an über den Stängel bis hin zu den Knospen, Blättern, Blüten und den Früchten zu finden ist.
- **Haupt- und Nebenauge** – das Hauptauge ist die Anlage für den Haupttrieb (wir erinnern uns: die Knospe – Gemma – wird auch als „Auge" übersetzt). Neben dem Hauptauge enthalten Knospen in der Regel auch noch Beiaugen, die als Nebenaugen bezeichnet werden. Diese sind jedoch einfacher aufgebaut als das Hauptauge und dienen nur für den Notfall als Ersatzknospen, falls das Hauptauge durch äußere Umstände (Insekten- oder Wildfraß, Wetter etc.) zerstört wird.
- die **Knospendecken** (Tegumenta) oder **Knospenschuppen** (Squamae s. Perulae) sind in der Regel eher lederartige, dunkle Blätter, welche die Erneuerungsknospen von Holzgewächsen schützend umhüllen (wie beispielsweise bei Frost oder Trockenheit). Bei einigen Pflanzenarten sind sie durch klebrige, gummiartige oder harzige Ausscheidungen miteinander verklebt (Gemma glutinosa).
- die **Knospenwolle** ist ein recht unbekannter Bestandteil. Sie erinnert ein wenig an Baumwolle und ist unter anderem an den Knospen der Weinrebe zu finden.
- das **Mark** befindet sich – wie auch bei Knochen – im Innersten der Knospe.
- die **Oberhaut** befindet sich im äußersten Bereich der Knospe.

- die **Stipeln** bzw. **Tragblätter** tragen in einer Blattachsel einen Seitenspross
- der **Wachstumskegel** spielt die Hauptrolle bei der Bildung von neuen Trieben. Dieses Pflanzengewebe befindet sich am vorderen Ende einer Knospe sowie an der Spitze des Hauptstammes. Sowohl dort als auch an der Wurzel einer Pflanze befindet sich ein Teilungszone, die von den Meristemzellen gebildet wird. Ihr besonderes Merkmal ist die Fähigkeit, sich kontinuierlich teilen zu können, was wiederum zum Wachstum der Pflanzen führt.

Die äußeren Blattorgane einer Knospe sind oftmals noch zusätzlich mit einem Überzug bedeckt, um das junge Leben zusätzlich vor äußeren Einflüssen zu schützen. Auch finden sich an Knospen mitunter Haarbildungen, die dem Schutz dienen. (Gemma pubescens). Knospen, die nicht über eine Knospendecke bzw. Knospenschuppen verfügen, werden als nackt bezeichnet (Gemma nuda).

Treiben Knospen im Frühjahr aus, werden diese Erneuerungsknospen oder auch Winterknospen genannt. Wenn sie noch im laufenden Jahr austreiben, so sprechen wir von Bereicherungsknospen. Es kommt auch schon einmal vor, dass die Knospen erst viele Jahre später, mitunter bis zu 100 Jahren, zu neuem Leben erwachen. In diesem Fall werden sie „schlafende Augen" genannt.

Erstaunlich ist, dass in den jungen Winterknospen bereits die Laubblätter für den kommenden Herbst angelegt sind. Im Winter selbst befinden die Knospen sich in der Zeitspanne zwischen der Anlage und dem Austrieb in einem Ruhestadium, bei dem die Stoffwechselaktivität herabgesetzt und das Wachstum vorübergehend eingestellt wird.

Heilmittel Knospe - Das sollten Sie wissen

Nachdem wir uns nun der botanischen Seite der Knospen zugewendet haben, lassen Sie in diesem Kapitel einmal betrachten, was es mit deren Heilmitteln auf sich hat und wie sich diese von der klassischen Phytotherapie unterscheiden.

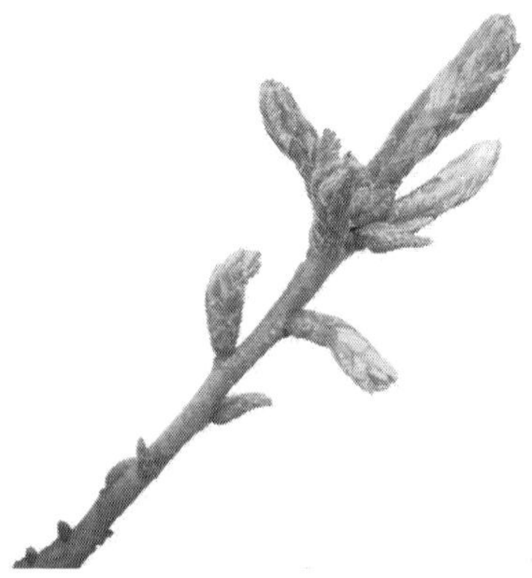

Wie bereits eingangs erwähnt, weisen die zarten, frischen Knospen von Bäumen und anderen Pflanzen eine hohe Wirkung auf. Sie entfalten eine enorme Heilkraft und spenden viel Lebensenergie. Es stellt sich die Frage, warum die Gemmotherapie erst in den letzten Jahren ihren Platz auch in Deutschland gefunden hat, da doch die klassische Pflanzenheilkunde – die Phytotherapie – spätestens zu Lebzeiten von **Hildegard von Bingen** in ganz Europa großes Ansehen erlangte.

Hildegard von Bingen (*1098 - †1179) lebte im frühen 12. Jahrhundert und gilt noch heute als eine der ersten Vertreter der deutschen Mystik sowie als Heilerin, Naturforscherin und Philosophin des deutschen Mittelalters. Sie erkannte schon früh, dass der Mensch, sein Körper und die Seele mit der Umwelt (Fauna und Flora) stets miteinander verbunden sind und behandelte nicht nur die Symptome ihrer Patienten, sondern erforschte auch die Ursachen der jeweiligen Leiden. Hier spielte der seelische Gemütszustand eine besonders große Rolle. Sie widmete sich Zeit ihres Lebens vor allem den Heilpflanzen und entwickelte hier zu immenses Wissen.

Was verstehen wir unter Phytotherapie?

Die Phytotherapie, im Volksmund auch als „Kräutermedizin" bezeichnet, ist die Lehre der Anwendung von heilenden Pflanzen, wobei Erfahrungswerte, Traditionen und überliefertes Wissen eine bedeutende Rolle spielen. Die pflanzlichen Heilmittel unterliegen dem Arzneimittelrecht. Die Pflanzenheilkunde gehört weltweit zu den ältesten medizinischen Anwendungen. Ihr Ziel ist die Erforschung der Heilpflanzen hinsichtlich ihrer therapeutischen Wirkung.

Wie bereits im ersten Kapitel erwähnt, erfand Henri Leclerc für diese Heilmethode den Begriff Phytotherapie. Erst geraume Zeit später, im Jahr 1931, begründete der deutsche Facharzt für Innere Medizin Rudolf Fritz Weiss (* 1895 - † 1991) die wissenschaftliche Pflanzenheilkunde und erlang den Titel „Professor für Phytotherapie".

Während in der Gemmotherapie lediglich die jungen Knospen, Sprosse und Triebe zum Einsatz kommen, werden in der Phytotherapie grundsätzlich Pflanzenteile wie Blätter, Blüten, Rinden, Samen und Wurzeln aber auch ganze Pflanzen verwendet (das komplette Kraut, Algen, Pilze) oder Teile davon (Blätter, Blüten und Wurzeln) verwendet, entweder im frischen Zustand oder getrocknet. Die dort enthaltenen Wirkstoffe werden extrahiert und teilweise konzentriert. Zur Anwendung kommen diese entweder als Aufguss (Infus), Auskochung (Dekokt), in flüssiger Form (durch Destillation oder Mazeration, sprich einem Kaltwasserauszug) als Saft, Tee oder Tinktur, als ätherische Öle, in pulverisierter oder in frischer Form. Im letzteren Fall werden die Bestandteile entweder zu Tabletten gepresst oder in Kapseln abgefüllt. Für Extrakte ist hier lediglich die Verwendung von Ethanol in geeigneter Konzentration zugelassen.

In der Regel wirken die Inhaltstoffe der Heilpflanzen als Stoffgemische und können auch natürlichen Schwankungen unterliegen, sei es durch den Erntezeitpunkt der Pflanze, dem wechselnden Klima oder unterschiedlichen Standorten. Auch der Herstellungsprozess und die Lagerungen können bei der Zubereitung der Heilpflanzen den Gehalt der Inhaltsstoffe beeinflussen Aus diesem Grund wird ein besonderes Augenmerk auf die Standardisierung der Ausgangsstoffe und der jeweiligen Herstellungsmethoden gelegt, damit die Phytopharmaka (die pflanzlichen Arzneimittel) eine gleichbleibende Qualität und Wirksamkeit aufweisen. Im Übrigen dürfen Arzneimittel nur dann „pflanzlich" genannt werden, wenn sie zum einen ausschließlich Pflanzen oder Pflanzenteile jedoch keine chemischen oder tierischen Zusatzstoffe enthalten. Weiterhin schreibt das Arzneimittelgesetz (AMG) vor, dass diese Mittel dafür vorgesehen sein müssen, bestimmte Beschwerden im Körper, Krankheiten oder Schäden vorzubeugen, zu lindern oder bestenfalls zu heilen.

Hinweis:
Auch wenn Phytopharmaka als milde, natürlich wirkende Medizin gelten und in der Regel nicht verschreibungspflichtig sind, ist anzumerken, dass die Einnahme von pflanzlichen Arzneimitteln auch Nebenwirkungen hervorrufen kann. Aus diesem Grunde ist es sinnvoll, die Nutzung solcher Mittel vorher mit einem Arzt, Apotheker oder Heilpraktiker zu besprechen, um unerwünschte Reaktionen zu vermeiden.

Phytopharmaka müssen, bevor sie in Deutschland verkauft werden dürfen, zunächst einmal vom Bundesinstitut für Arzneimittel und Medizinprodukte (BfArM) zugelassen und registriert werden. Dafür sind, wie auch bei herkömmlichen Medikamenten, die Sicherheit und die Wirksamkeit des jeweiligen Heilmittels anhand von klinischen Studien vorab zu bestätigen. Nach diesem Vorgehen erhält das geprüfte Medikament eine Zulassungs- bzw. eine Registrierungsnummer, die dann auf der entsprechenden Verpackung vermerkt ist.

Lediglich bei traditionellen pflanzlichen Medikamenten wird eine Ausnahme gemacht: hier ist es verpflichtend, dass diese bereits seit mindestens 30 Jahren medizinisch eingesetzt worden sind. In diesem Fall haben für die Registrierung keine klinischen Studien bezüglich der Wirksamkeit vorzuliegen. Dennoch wird vor der Registrierung in Deutschland trotzdem überprüft, ob das Mittel sicher und wirksam ist.

Zu den Phytotherapien zählen vor allem die folgend aufgeführten Methoden:

- die rationale Phytotherapie
- die Japanische Phytotherapie (Kampō)
- die Traditionelle Chinesische Medizin (TCM)
- Ayurveda

Rationale Phytotherapie

Die rationale Phytotherapie ist vergleichbar mit der naturwissenschaftlich orientierten, europäischen Phytotherapie. Auch wenn die bereits erwähnte Vorreiterin Hildegard von Bingen bereits im 11. Jahrhundert mit pflanzlichen Heilmitteln arbeitete, so findet der Begriff „rationale Phytotherapie" seine Anfänge jedoch erst im Jahr 1811. In diesem Jahr isolierte der deutsche Apotheker **Friedrich Wilhelm Sertürner** (*1783 - †1843) zum ersten Mal eine Einzelsubstanz aus einer Pflanze: er extrahierte aus Opium das allseits bekannte Morphin. Dieses wird als das erste in Reinform isolierte Alkaloid bezeichnet und ist ein stark wirkendes Opiat, das vorwiegend in der Schmerztherapie eingesetzt wird. Weiterhin zählt es als Rauschmittel und unterliegt demzufolge den betäubungsmittelrechtlichen Vorschriften.

Mittlerweile können pflanzliche Inhaltstoffe auch chemisch verändert und sogar komplett künstlich nachgebaut werden. Hier spricht man von der sogenannten Synthetisierung. Ein bekanntes Beispiel dafür sind Kopfschmerztabletten. Hier wird der darin enthaltene Wirkstoff Salicylsäure künstlich hergestellt. Ursprünglich wird Salicylsäure allerdings aus der Weidenrinde gewonnen. Tatsächlich geht man davon aus, dass mittlerweile die Mehrzahl der in der Allopathie (Schulmedizin) angewendeten Arzneimittel anfänglich von Pflanzenwirkstoffen abstammen, was zeigt, dass der Übergang von der Phytotherapie zur Schulmedizin fließend geworden ist.

Praxistipp für die Herstellung eines natürlichen Schmerzmittels:
Sollten Sie auf die Einnahme von chemischen Schmerzmitteln verzichten wollen, achten Sie bei Ihrem nächsten Spaziergang auf abgefallene Äste oder umgestürzte Weidenbäume und entfernen Sie dort behutsam die Rinde. Trocknen Sie diese über 2 bis 3 Tage und schon können Sie davon einen Tee aufkochen (Ziehzeit: 15 Minuten) und z. B. gegen mittelschwere Kopfschmerzen einnehmen. Dieser Tee ist übrigens sehr bekömmlich und verhilft zu innerer Ruhe.

Die rationalen Phytopharmaka (aus dem Griechischen „Pharmakon" für Arzneimittel) unterscheiden sich also von den meist chemisch definierten Medikamenten der Schulmedizin, da sie vorwiegend normierte und standardisierte Extrakte enthalten, während in der Therapie mit synthetischen Wirkstoffen Einzelsubstanzen verabreicht werden. Selbstverständlich gilt aber auch hier, dass die in den rationalen Phytopharmaka enthaltenen Wirkstoffe (Extrakte) zur klinischen Wirksamkeit und Verbesserung der Befindlichkeiten beitragen. Ein Therapeutikum, dass seine Extrakte aus einem oder auch aus mehreren Teilen der gleichen Pflanze enthält, wird „Monopräparat" genannt. Besitzt es jedoch in extrahierter Form Wirkstoffe aus verschiedenen Pflanzen, so gilt es als pflanzliches „Kombinationspräparat".

Die rationale Phytotherapie verwendet also keine chemischen oder synthetischen Zusätze, nutzt jedoch die gleichen wissenschaftlichen Methoden, wie auch bei synthetischen Mitteln üblich. Darunter fallen u. a. Wirksamkeitsnachweisen, die unter kontrollierten Doppelblindstudien erbracht und nach naturwissenschaftlichen Bewertungsmaßstäben durchgeführt und belegt werden, sowie toxikologische Untersuchungen.

Japanische Phytotherapie (Kampō)

Kampō ist ursprünglich ein Begriff aus Japan und bedeutet übersetzt in etwa „chinesische Verfahren / Rezepte / Richtung“ oder eben Pflanzenheilkunde. Entwickelt wurde die japanische Phytotherapie im 19. Jahrhundert und die japanische Kampō-Medizin hat ihre Wurzeln in der „Traditionellen Chinesischen Medizin“ (TCM). Doch unterscheidet sie sich grundlegend von der TCM, da Kampō vor allem großen Wert auf die Bauchdeckendiagnose und hier speziell auf die Palpation (das Abtasten) legt. Zusätzlich werden zur Diagnose von Krankheiten bei den körperlichen Untersuchungen Puls- und Zungenbeurteilungen vorgenommen. Durchgeführt werden darf dieses Verfahren jedoch ausschließlich von Ärzten, die eine Approbation vorweisen können. Zur Herstellung von Arzneimitteln werden entweder ganze Pflanzen oder ihre Bestandteile verwendet.

Traditionelle Chinesische Medizin (TCM)

TCM findet ihren Ursprung vor über drei Jahrtausenden zur Zeit der Han-Dynastie (206 v. Chr. bis 220 n. Chr.). Mittlerweile umfasst sie viele unterschiedliche Behandlungs- und Therapieformen wie die chinesische Arzneimitteltherapie, die zu dem wichtigsten Behandlungsverfahren zählt. Sie bildet eine der fünf Hauptsäulen:

1. Säule die **chinesische Arzneimitteltherapie** – das umfassendste und vor allem vielseitigste Therapie-Verfahren in der TCM. Mit ihr werden bis zu 90 % aller Erkrankungen in China behandelt.
2. Säule **Akupunktur** - hier werden durch gezielte Nadelstiche auf bestimmten Akupunkturpunkten des Körpers therapeutische Wirkungen erzielt. Akupunktur zählt zu den äußeren Therapieverfahren.
3. Säule **Bewegungstherapien Qigong**, eine Konzentrations- und Meditationsform, die auch Atem-, Bewegungs- und Kampfkunst-Übungen beinhaltet. Diese dienen zur Harmonisierung und Regulierung des Qi-Flusses (der Lebensenergie) im Körper. Auch **Taijiquan** zählt zu den Bewegungstherapien. Sie gehört ebenfalls zu den inneren Kampfkünsten und beinhaltet vor allem das Schattenboxen.

4. Säule die **chinesische Diätetik**, auch bekannt als chinesische Ernährungslehre, greift die Ihnen vielleicht bekannten „Fünf-Elemente-Ernährung" auf. Hierbei geht es um die energetische Wirkung der Speisen auf unseren Geist, den Körper und die Seele. Demzufolge werden unsere Nahrungsmittel den fünf Elemente zugeordnet. Diese sind: Erde, Feuer, Holz, Metall und Wasser. Sie basiert auf der kräuterkundigen Tradition, hier sind im Speziellen die Heilpflanze gemeint. Hier unterscheidet man zwischen den verschiedenen Geschmacksrichtungen bitter, neutral, salzig, süß und sauer, sowie zwischen heiß, kalt, kühl, neutral und warm. Je nach dem, um welche Krankheit es sich handelt, werden hier bestimmte frische und vor allem unbelastete Lebensmittel ausgewählt und schonend zubereiten. Mit dieser Sorgfalt gelingt es den Durchführenden, krankheitsauslösende Faktoren zu mindern oder gar ganz aus ihrem Leben zu verbannen. Somit spielt die chinesische Diätetik sowohl bei der Heilwerdung als auch bei der Gesunderhaltung eine entscheidende Rolle.
5. Säule **Tuina** ist eine selbständige Massagetechnik und bedeutet im Chinesischen: schieben / drücken („tui") und greifen / ziehen („na") und erklärt damit sogleich diese spezielle uralte Massagetherapie, die bereits vor über 2.000 Jahren praktiziert wurde. Sie wird vor allem zur Entspannung aber auch zur Stärkung des Immunsystems angewendet.

Die Akupunktur und die chinesische Arzneimitteltherapie werden oftmals gemeinsam ergänzend angewendet, wobei in der chinesische Arzneimitteltherapie, wie auch in der japanischen Medizin, zu Beginn bei der Anamnese eine Zungen- und Pulsdiagnose vorgenommen werden.

?

Die **Anamnese** ist eine systematische Befragung bezüglich des Gesundheitszustandes eines Patienten. Sie gilt als Schlüssel zur Diagnostik. In diesem Gespräch erfährt der praktizierende Arzt, Heilpraktiker oder Therapeut durch gezielte Fragen die Vorgeschichte des Patienten wie z. B. Allergien, Krankenhausaufenthalte, Operationen, Vorerkrankungen und andere wichtige Zusatzinformationen.

Ayurveda

Dies ist eine alte, traditionelle Heilkunst aus Indien und bedeutet „Wissen vom Leben" und soll ermöglichen, unser wahres Ich zu erkennen und zu erleben. Während Ayurveda im eigenen Land als Heilmethode und als Staatsmedizin anerkannt ist, wurde sie in den westlichen Ländern in der Vergangenheit eher in Verbindung mit Wellnessanwendungen angesehen. Dennoch ist Ayurveda ein beliebtes in sich geschlossenes Therapiesystem, welches ganzheitlich wirkt und sich nicht, wie es leider immer noch viel zu oft in der Schulmedizin geschieht, nur auf einzelne Organe konzentriert. Mittlerweile wird Ayurveda nach jahrelanger Forschung auch in Deutschland als Alternativmedizin und medizinische Wissenschaft anerkannt.

Bereits vor über 2.000 Jahren erkannte man, dass der Körper, der Geist und die Seele eng miteinander verbunden, also nicht voneinander zu trennen sind und wir Menschen mit Hilfe der Natur in der Lage sind, das Gleichgewicht in unserem Körper wieder herzustellen. Hierfür greift Ayurveda auf verschiedene Techniken zurück wie Entspannungsübungen, eine gesunde, vollwertige Ernährung, Massagen und zu guter Letzt auch Arzneimittel. Da sowohl die Diagnose als auch die Therapieansätze sehr individuell gestaltet werden, spricht man hier auch von einer „Metawissenschaft" – die Wissenschaft der Wissenschaft.

Ayurveda richtet sich nach den fünf Elementen (Erde, Feuer, Holz, Metall und Wasser) und berücksichtigt dabei, dass diese in jedem Lebewesen unterschiedlich stark ausgeprägt sind. Zu welchem Typ wir gehören, hängt von dem Verhältnis der drei Doshas ab, die in unserem Körper zirkulieren.

Dosha ist ein altindischer Begriff, der ursprünglich aus dem Sanskrit kommt und mit „Fehler" oder „das, was Probleme verursachen kann" übersetzt wird. Insgesamt gibt es drei Doshas: Vata, Pitta und Kapha. Diese umfassen jeweils zwei der fünf oben bereits genannten Elemente und sind bestimmten Organen und Regionen im Körper zugeordnet. Die Doshas betrachten die Verteilung unserer Körpersäfte (Blut, Galle, Schleim und Wind) und regulieren unsere geistigen und körperlichen Funktionen. Je nach Konstitution besitzen die Menschen in der Regel eine ganz bestimmte Mischung von mindestens zwei der insgesamt drei Doshas. Diese sagt dann etwas über den jeweiligen Ayurveda-Typ aus und kann dementsprechend ganzheitlich behandelt werden.

Nachdem Sie in diesem Kapitel erfahren haben, welche Bestandteile zur Phytotherapie gehören, erhalten Sie nachfolgend einen Einblick in die wichtigsten Vitalstoffe der Pflanzenheilkunde.

Wichtige Inhaltsstoffe – Wirksame Vitalstoffe der westlichen Pflanzenheilkunde

Nach diesem kleinen Ausflug in die östlichen Heilkünste lassen Sie uns wieder zurück zu der westlichen Pflanzenheilkunde kommen und uns betrachten, welche chemischen Strukturen diese aufweisen und welche wichtigen Vitalstoffe in den Pflanzen zu finden sind, die für die Gemmotherapie eingesetzt werden. Diese können mit Hilfe von pharmakologischen und phytochemischen Untersuchungen wie folgt zugeordnet werden:

- **Abszisinsäure** - dieses Wort wird abgeleitet aus dem Lateinischen „abscisus" und bedeutet abgeschnitten. Diese Säure hemmt bei höheren Pflanzen das Wachstum und die Keimung von Samen. Es erfüllt die Funktion eines Stresshormons, fördert im Herbst den Blatt- und Fruchtfall und löst sie die Samenruhe aus. Des Weiteren unterstützt sie die Verteidigungsmechanismen der Pflanzen.
- **Ätherische Öle** – sind Extrakte und Öle, die aus verschiedenen Teilen einer Pflanze oder von Bäumen gewonnen werden. Sie sind aufgrund ihres charakteristischen Duftes nicht nur als Duftöle einsetzbar, sondern finden Dank ihrer einzigartigen Wirkstoffe auch ihren wohlverdienten Platz in der Aromatherapie. Diese Öle gelten als flüchtig, fettlöslich und verdampfen bei Zufuhr von Hitze vollständig. Sie enthalten hochwirksame Flavonoide und Terpene, welche gegen Entzündungen und Schmerzen helfen. Die wohl bekanntesten ätherischen Öle sind Lavendelöl (beruhigt den Geist und den Körper und hilft hervorragend beim Einschlafen), Minzöl (bei Kopfschmerzen) und Eukalyptusöl (bei Erkältungsbeschwerden).
- **Anthracenderivate** – dieser Begriff wird von „Anthracen", dem griechischen Wort „anthrax" für Kohle, abgeleitet. Anthracen ist ein farbloser, kristalliner Stoff, der leicht sublimiert (emporsteigt). Er ist u. a. in der bekannten Aloe-Pflanze und im Arznei-Rhabarber zu finden.
- **Anorganische Stoffe** – Zu ihnen gehören alle Metalle (wie z. B. Blei, Eisen, Gold Kupfer, Silber, Quecksilber und Zinn), sowie Legierungen (Stoffgemisch oder Verbindung von mindestens einem Metall und einem oder mehreren anderen chemischen Elementen) und Salze.
- **Alkaloide** - dieser Begriff setzt sich aus dem arabischen Wort „al-qalya" (die Pflanzenasche) und dem griechischen Wort „-oides" (ähnlich) zusammen. Alkaloide sind in der Regel natürlich vollkommende, stickstoffhaltige organische Verbindungen, die zudem auch oftmals alkalisch sind. Diese Verbindungen des sogenannten Sekundärstoffwechsels wirken sich nachweislich sowohl auf den menschlichen als auch auf den tierischen Organismus aus.
- **Alpha-Liponsäure** – die Säure ist eine für den menschlichen Körper wichtige, schwefelhaltige Substanz. Sie wirkt bei der Energieproduktion, ist entzündungshemmend und schützt das Erbgut, die Nerven und Zellen. Sie un-

terstützt bei erhöhter Empfindlichkeit gegen Insulin, indem sie dessen Verarbeitung ankurbelt, und sie hilft beim Abbau von Schwermetallen. Weiterhin fördert die Alpha-Liponsäure die Bildung von Antioxidantien.

• **Auxine** – Der Begriff kommt aus dem Griechischen „auxanein" und bedeutet wachsen lassen, vermehren, zunehmen. Auxine sind Pflanzenhormone. Sie können sowohl natürliche wie auch synthetische Wachstumsregulatoren sein, die zum einen das Streckungswachstum der Sprossen fördern, andererseits aber bei den Wurzen das Längenwachstum hemmen. Dennoch stimulieren sie die Wurzelbildung und die Entwicklung des Keimlings und fördern das Wachstum junger Triebe.

• **Bitterstoffe** – dies sind natürliche Pflanzenstoffe, die auf unseren Körper die unterschiedlichsten Wirkungen haben. Sie helfen uns bei der Entsäuerung unseres Körpers und regen das Verdauungssystem an, indem sie die Sekretion der Gallen- und Magensäfte steigern. Sie stärken unsere Abwehrkräfte sowie das Herz und stoppen Heißhungerattacken. Außerdem haben sie antidepressive Wirkung, regen die Durchblutung an und werden auch bei Erschöpfungs- und Schwächezuständen als auch gegen Stress eingesetzt. Wie der Name bereits verrät, schmecken sie bitter und ein Zuviel an Verzehr kann sich sogar ungesund auf unseren Organismus auswirken.

• **Chlorophyll** – dies ist eine andere Bezeichnung für das Blattgrün. Es fördert den Stoffwechsel und ist ein natürlicher Farbstoff, der in allen Pflanzen vorkommt, die Photosynthese betreiben. Dieser Farbstoff wird vorzugsweise in der Lebensmittelindustrie genutzt (z. B. für Gummibärchen). Im medizinischen Bereich hilft Chlorophyll uns bei der Entgiftung, reduziert unangenehme Körpergerüche und schützt die Leber.

• **Cytokinine** (oder auch Zytokinine) sind Pflanzenhormone mit einer multiplen Wirkung auf das Wachstum und die Entwicklung von Pflanzen. Sie stimulieren die Chlorophyllproduktion, steuern den Zellzyklus, regulieren die Zellteilung, wirken als Botenstoffe, über die Immunzellen miteinander kommunizieren können und fördern Seitenknospen.

• **Enzyme** – sie helfen unserem Körper, Giftstoffe abzubauen und unterstützen zudem den Stoffwechsel. Dabei dienen Enzyme lediglich als Katalysator und bleiben somit unverändert, kann jedoch bestimmte chemische Reaktionen beschleunigen. Das Enzym ist übrigens auch unter dem Namen Ferment bekannt.

• **Ethen** (oder auch Ethylen) – ist eine gasförmige Kohlenwasserstoffverbindung, die von diversen Obst- und Gemüsepflanzen ausgeschieden wird. und zählt zu den Pflanzenhormonen. Es ist an verschiedenen Entwicklungsprozessen der Pflanzen beteiligt wie beispielsweise an den Alterungsprozessen. Es beeinflusst den Blattabwurf, die Blattkrümmung, die Bildung der Blattspreite (der flächige Teil des Blattes), die Blütenentwicklung, das Öffnen der Blüte und die Fruchtreifung, aber auch den Alterungsprozess. Zudem ist Ethen ein Signalstoff, wenn die Pflanze von Schädlingen befallen oder verletzt wurde.
• **Gibberelline** – sind Wachstumshormone, die vorwiegend in heranwachsenden Blättern, Blüten und Früchten gebildet werden. Zudem beeinflussen sie die Blühinduktion, fördern sie die Samenkeimung und kontrollieren das Streckungswachstum der Sprossachse. Weiterhin stimulieren sie die Blütenknospen, den Stoffwechsel junger Triebe sowie das Wachstum junger Blätter.
• **Glykoside** – sind organische Stoffe, die mit Alkohol und Zucker eine chemische Verbindung eingehen. Auch sie haben ihren festen Platz in der Heilkunde eingenommen und dienen sogar den Pflanzen bei der Abwehr von möglichen Fressfeinden. Die Einsatzgebiete bei Menschen sind vielseitig. Einige ihrer Wirkstoffe unterstützen als Herzmedizin, während andere schleimlösend wirken und die Verdauung fördern.
• **Harze** – Naturharze treten aus, wenn bestimmte Pflanzen, vorwiegend Bäume, verletzt wurden. Die meist klebrige Masse verschließt die entstandenen Wunden und schützt diese vor schadhaften Insekten. Diese Harze werden übrigens nicht nur in der Medizin, sondern auch in der Malerei (als Bindemittel oder Firnis) und im Schiffbau verwendet.
• **Hormone und hormonartige Stoffe** – Hormone sind biochemische Botenstoffe, die der Regulation unserer Körperfunktionen dienen. Sie koordinieren die Reproduktion, den Stoffwechsel und das Wachstum sowie diverse andere Vorgänge in unserem Körper. Zu hormonartigen Stoffe gehören u. a. Produkte aus der Kosmetikindustrie, viele Pestizide sowie Weichmacher, die bei der Herstellung von Kunststoffen (zum Beispiel Plastikspielzeug) verwendet werden.
• **Isoflavone** haben eine ähnliche Funktion wie das bekannte Östrogen (Sexualhormon). Sie spielen bei Frauen eine wichtige Rolle für die Fähigkeit, sich fortzupflanzen, unterstützen den gesamten Stoffwechsel, wirken jedoch milder.

• **Monosaccharide** – ist die Bezeichnung für Einfachzucker und der Grundbaustein für alle weiteren Zuckerarten. Am bekanntesten ist zum einen der Fruchtzucker (Fructose), der Traubenzucker (Glucose) und der Milchzucker (Galactose). Wenn wir auf den Verzehr von Milchprodukten allergisch reagieren, sprechen wir von einer sogenannten Milchzucker- bzw. Lactoseintoleranz. Einfachzucker sollte generell nur in Maßen konsumiert werden, da der Mensch ansonsten an Diabetes erkranken könnte und / oder zu Adipositas (Fettleibigkeit) neigt.

• **Oligosaccharide** (Mehrfachzucker) – sind Kohlenhydrate, die ebenfalls eine wichtige Rolle bei der Knospenbildung spielen. Sie wirken wie ein Präbiotikum (dies dient als Nahrung für Darmbakterien), was gesundheitliche Vorteile mit sich bringt wie z. B. weniger Appetit, eine bessere Darmgesundheit und ein gestärktes Immunsystem.

• **Polyphenole** sind Antioxidantien, die den Körper vor freien Radikalen schützen. Sie zählen zu den aromatischen Kohlenstoffverbindungen und gehören zu der Familie der Flavonoide. Diese Mikronährstoffe sind vor allem in pflanzlichen Lebensmitteln wie Beeren und Tee zu finden.

• **Polysaccharide** (auch bekannt als Glykane) sind Mehrfachzucker, gehören zu der Familie der Kohlenhydrate und dienen als Energiespeicher. Sie sind die Hauptkomponente für Schleimstoffe. Die Zellen der Menschen sind von einer Hülle aus Kohlenhydraten ummantelt, die aus Oligo- (ebenfalls ein Mehrfachzucker) und Polysacchariden bestehen. Letztere geben unserer Körperzelle eine individuelle Signatur, welche wichtig ist für die Erkennung durch unser Immunsystem.

• **Vitamine** sind kohlenstoffhaltige (organische) Verbindungen, die unser Organismus für alle lebensnotwendigen Funktionen benötigt. Sie schützen unsere Körperzellen, unterstützen unser Immunsystem und helfen uns bei der Entgiftung unseres Körpers. Leider ist unser Stoffwechsel jedoch nicht in der Lage, diese essentiellen Stoffe bedarfsdeckend selbst herzustellen. Aus diesem Grund ist es auch außerordentlich wichtig, dass wir Vitamine mit unserer Nahrung aufnehmen. Pflanzen benötigen übrigens keine zusätzlichen Vitamine, da sie in der Lage sind, alle notwendigen organischen Stoffe selbst zu produzieren.

Welche Heilkraft den Knospen zukommt, wird nun im folgenden Kapitel ausführlich von A - Z betrachtet.

Knospenkunde von A – Z

In diesem Kapitel erwartet Sie eine umfassende Auflistung all jener Pflanzen, die bevorzugt zur Herstellung von Gemmotherapeutika eingesetzt wird. Am häufigsten werden hier die Knospen von etwa 20 verschiedenen, vorwiegend heimischen Pflanzen eingesetzt. Aus ihren Knospen werden Gemmoextrakte hergestellt. Wir betrachten zunächst die Anwendungsgebiete in Form einer kurzen Übersicht und werden dann im Einzelnen auf jede dort angeführte Pflanze ausführlich eingehen. Vorweg gilt es jedoch, einige Anwendungshinweise zu beachten.

Anwendungshinweise und allgemeine Dosierungsempfehlung

Gemmotherapeutika werden entweder als Mundspray oder Tropfen direkt auf die Mundschleimhaut gegeben, da diese die heilsamen Wirkstoffe zügig und vor allem vollständig aufnehmen kann. Auf diese Weise gelangen die vielfältigen Wirkstoffe unmittelbar in unseren Blutkreislauf und können rasch die gewünschte Wirkung erzielen. Nehmen Sie Gemmomittel mindestens 15 Minuten vor der Einnahme von Essen oder Trinken ein, um die volle Wirksamkeit zu erhalten. Geschmacklich sind die Mazerate sehr angenehm, doch wenn Ihnen oder Ihrem Kind die orale Einnahme nicht zusagen sollte, können Sie das Spray oder die Tropfen auch in Ihre Ellenbeuge geben. Es fühlt sich zwar etwas klebrig an, doch auch über diesen Weg gelangen die Wirkstoffe direkt in den Organismus. Falls Sie Hautkrankheiten oder beispielsweise Insektenstiche behandeln wollen, können Sie grundsätzlich auch einen Sprühstoß auf die betroffene Hautpartie geben, dies sollte jedoch zusätzlich zu dem Sprühen auf die Mundschleimhaut geschehen.

Dosierungsempfehlung:
Die Einnahmeempfehlung lautet in der Regel für alle Gemmomittel wie folgt:

- **Kinder** erhalten dreimal täglich 1 - 2 Sprühstoß (wahlweise 1 - 2 Tropfen) direkt in den Mund.
- **Jugendliche und Erwachsene** erhalten bis zu dreimal täglich 2 - 3 Sprühstöße (wahlweise 2 - 3 Tropfen).

Zudem empfiehlt es sich, bei der Verwendung von Tropfen diese in einem Glas mit 200 ml Wasser zu vermengen und zu trinken.
Wichtige Ausnahme: die schwarze Johannisbeere
Hier empfiehlt es sich gerade bei beginnenden Erkältungskrankheiten oder akuten Beschwerden, täglich bis zu zehnmal 1 Sprühstoß (oder Tropfen) zu sich zu nehmen, Kinder täglich bis zu fünfmal 1 Sprühstoß. Nach Eintreten der Besserung können Sie dann auf die obengenannte Dosierung übergehen.

Nur in seltenen Fällen weicht die Menge der Dosierung ab. Dies ist jedoch in den Verpackungsbeilagen der jeweiligen gemmotherapeutischen Mitteln exakt vermerkt oder Sie wurden direkt von Ihrem praktizierenden Arzt oder Heilpraktiker darauf hingewiesen. Sehr empfindliche oder auch geschwächte Menschen sollten vorerst eine geringe Dosierung wählen und sich dann langsam steigern.

Falls Sie sich Gedanken zu der Anwendung bei Kindern machen sollten, so seien Sie beruhigt: ein Glas Apfelsaft oder eine reife Banane haben tatsächlich einen höheren Alkoholgehalt als diese Mazerate.

Anwendungsgebiete

Nachfolgend finden Sie nun eine Auflistung der wichtigsten Gemmo-Extrakte, alphabetisch sortiert, sowie ihre Wirkungen in Stichpunkten:

Pflanze	**Anwendungsgebiete**
Bergföhre, Kiefernart *(Pinus montana oder auch Pinus mugo)*	bei Atemwegserkrankungen, bei Problemen mit Knochen und Knorpel, sowie bei Rheuma
Besenheide *(Calluna vulgaris)*	bei Entzündungen und Infektionen u. a. der Harnwege und bei Rheuma
Birke, Silber- *(Betula linfa), Hängebirke (Betula pendula)* und *Moorbirke (Betula pubescens*)	bei Arthrose und Rheuma, bei erhöhtem Cholesterinspiegel, zur natürlichen Reinigung und besseren Verdauung
Brombeere (*Rubus fruticosus*)	bei Atemwegs- und Knochenbeschwerden
Edelkastanie (Castanea sativa), Esskastanie (*Castanea Vesca*) und die Rosskastanie *(Aesculus hippocastanum)*	bei Beschwerden der Lymphe und Venengefäße, bei Entzündungen der Atemwege, entgiftet und unterstützt die Blutgefäße und Gelenke und hilft bei Krampfadern
Edeltanne (*Abies pectinata*)	bei Behandlung von frischen Wunden, Erkältungsbeschwerden und Nasennebenhöhlenentzündung
Eiche (*Quercus robur + pedunculata*)	bei Zahnfleischproblemen, Erschöpfung und Schwächezuständen und bei Potenzproblemen
Esche (*Fraxinus excelsior*)	bei erhöhtem Cholesterinwert und erhöhter Harnsäure
Feigenbaum (*Ficus carica*)	bei Magen- und Darmproblemen sowie bei psychosomatischen Störungen und Stress
Hagebutte / Heckenrose / Hundrose (*Rosa canina*)	bei Infekten, Schmerzen und gegen Entzündungen
Hainbuche *(Carpinus betulus)*	bei Atemwegsbeschwerden, Heuschnupfen und Immunschwäche

Haselstrauch (*Corylus avellana*)	bei chronischen Atemwegserkrankungen und Infektionen
Heidelbeere (*Vaccinium myrtillus*)	bei Augen-, Diabetes, Durchfall – und Gefäßerkrankungen
Himbeere (*Rubus idaeus*)	bei hormonellen Beschwerden und Frauenleiden
Linde, Silber- *(Tilia tomentosa)*	bei Angstzuständen, Depressionen, Stress und Schlafstörungen
Mammutbaum, Riesen- (*Sequoia gigantea*)	gegen Burnout-Syndrom, Erschöpfung und Unruhe
Olivenbaum (*Olea europaea*)	bei Leberschäden, Bluthochdruck und zur Regulierung des Cholesterinspiegels
Preiselbeere (*Vaccinium vitis idaea*)	stärkt die Knochen bei Osteoporose, bewährt bei Wechseljahrbeschwerden
Rosmarin (*Rosmarinus officinalis*)	bei Atemwegserkrankungen, Problemen mit der Galle und bei niedrigem Blutdruck
Schwarze Johannisbeere *(Ribes nigrum)*	bei Atem- und Hauterkrankungen, Allergien, Entzündungen, Heuschnupfen und unterstützt das Immunsystem
Schwarzerle *(Alnus glutinosa)*	bei eitrigen und chronischen Entzündungen, grippalen Infekten und Gallenbeschwerden
Ulme, Feld- *(Ulmus minor)*	bei Hautproblemen, erhöhtem Cholesterinspiegel, Gicht und Rheuma
Wacholder (*Juniperus communis*)	bei Hautproblemen sowie Leber- und Nierenschwäche
Walnussbaum (*Juglans regia*)	bei Haut- und Verdauungsproblemen und zur Regulierung des Blutzuckerspiegels
Weinrebe, echte (*Vitis vinifera*)	bei chronischen Entzündungen und Erkrankungen des Bewegungsapparates
Weißdorn *(Crataegus)*	bei Herzbeschwerden, Bluthochdruck und Kreislaufproblemen
Wolliger Schneeball (*Viburnum lantana*)	bei Allergien und bei Beschwerden in den Atemwegen

Wichtiger Hinweis:
Die in diesem Buch angeführten Einnahmebeispielen und empfohlenen Verzehrmengen verstehen sich lediglich als unverbindliche Empfehlungen. Der Autor übernimmt daher keine Haftung. Die Nutzung der angeführten Gemmomittel geschieht in voller Eigenverantwortung. Da jeder Körper anderes reagiert, kann es in einigen Fällen hilfreich sein, einen Arzt zu konsultieren.
Auch wenn Gemmotherapeutika als Nahrungsergänzungsmittel gelten, so stellen sie doch keinen Ersatz für eine abwechslungsreiche und ausgewogene Ernährung dar.

Betrachten wir nun die oben erwähnten Gemmomazerate und ihre Anwendungsmöglichkeiten ausführlicher:

Die Bergföhre

Die **Bergföhre**, auch bekannt als Berg- oder Latschenkiefer, wirkt durchblutungsfördernd, entzündungshemmend, schleimlösend und schmerzlindernd. Sie wird besonders bei Atemwegserkrankungen wie Asthma und Bronchitis, aber auch bei herkömmlichen Erkältungssymptomen angewendet. Dieses Gemmomittel, stärkt die Knochen und die Knorpelbildung, beugt Osteoporose vor und hilft bei Arthrose, Gelenkschmerzen, Muskelbeschwerden und Rheuma.

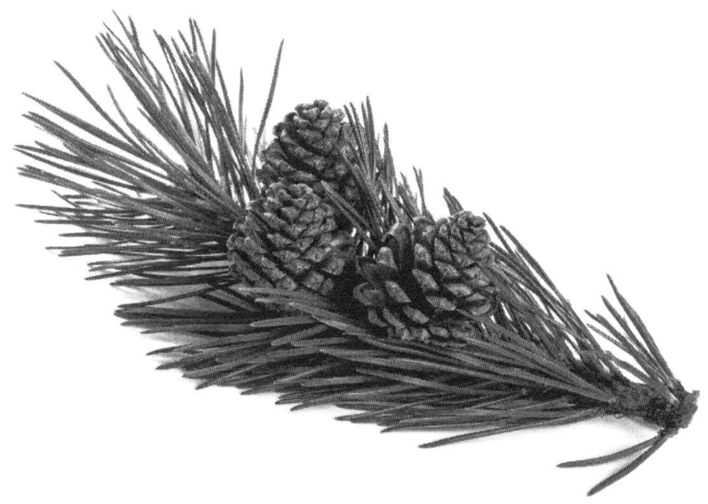

Die Besenheide

Die **Besenheide**, auch bekannt als Heidekraut wirkt adstringierend, antiseptisch, beruhigend, blutreinigend, stark entzündungshemmend, harntreibend, schleimlösend und schweißfördernd. Sie kommt daher bevorzugt bei chronischen Blasen- und Prostataentzündungen zur Anwendung. Das Heidekraut hilft bei Arthritis, Blasen- und Nierensteinen, Ekzemen, Gicht, Harnwegsinfektionen, Hautreizungen, Husten, Magen-Darm-Beschwerden,

Leber-, Milz- und Nierenproblemen, rheumatischen Erkrankungen, Schlaflosigkeit und Schuppenflechte sowie bei der Übersäuerung des Magens. Weiterhin stärkt sie das Immunsystem und ist besonders bei chronischen Entzündungen der Harnwege einsetzbar.

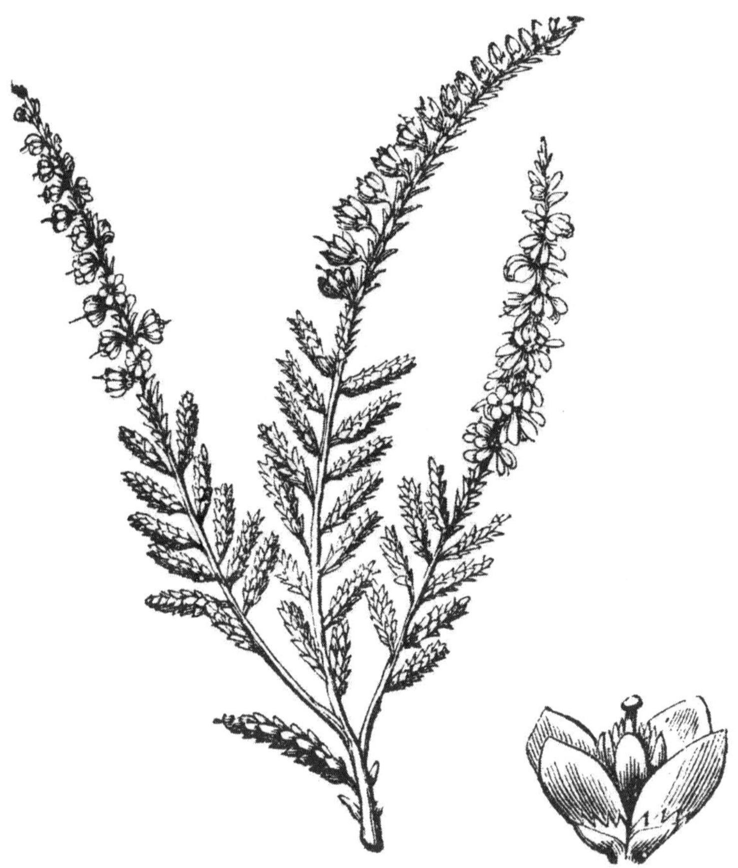

Die Birke

Die **Birke (Silber-)** wirkt antidepressiv, entgiftend, entspannend, entwicklungsfördernd, entzündungshemmend, regenerierend sowie rhythmisierend und ist bekannt für ihre harntreibende Wirkung. Sie fördert die Kalziumeinlagerungen in den Knochen, harmonisiert den dazugehörigen Stoffwechsel und stärkt die Abwehrkräfte. Eingesetzt wird sie auch bei Allergien wie z. B. Heuschnupfen und Schleimhautentzündungen (vor allem im Nasen-Rachen-Bereich), Depressionen, bei Infekten und – insbesondere im Frühjahr – zur Blutreinigung und bei Müdigkeit. Weiterhin hilft die Birke bei der Einstellung des Cholesterinspiegels.

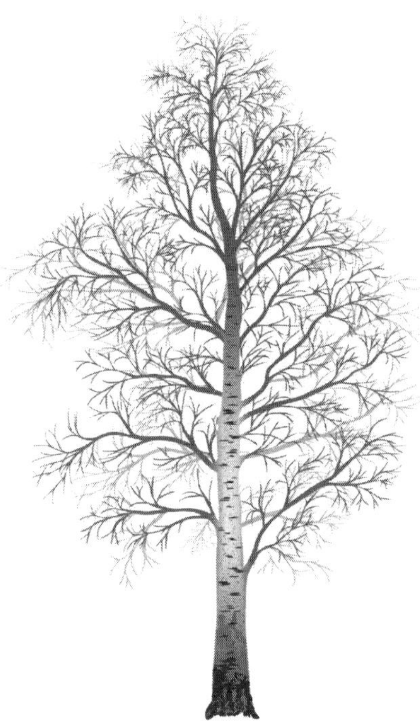

Die Hängebirke

Die **Hängebirke** (Betula pendula) wirkt antidepressiv, entspannend, entzündungshemmend, regenerierend und rhythmisierend. Sie hilft bei Aufmerksamkeits-Defizit-Hyperaktivitäts-Störungen (ADHS), Arthrose und Rheuma, stressbedingten Kopfschmerzen (z. B. Schulkopfschmerzen), Konzentrationsschwäche, Osteoporose und Wachstumsschmerzen. Sie stärkt auch unser Immunsystem – besonders, wenn wir über einen längeren Zeitraum hinweg Antibiotika oder andere Arzneimittel eingenommen haben. Sie dient uns vor allem für unsere Entwicklung und das Wachstum und wirkt entgiftend. Sie hilft bei ADHS, Konzentrationsschwäche, Schulkopf- und Wachstumsschmerzen, kurbelt den Leberstoffwechsel an und unterstützt das Nieren-Blasen-System z. B. bei Nierengries (Kristalle im Urin).

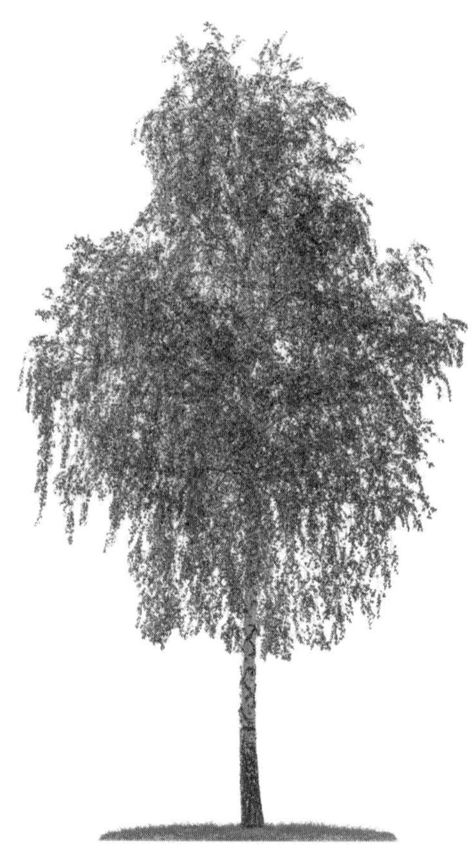

Die Moorbirke

Die **Moorbirke** wirkt abschwellend, entgiftend, entwässernd und entzündungshemmend. Sie unterstützt den Organismus bei Verdauungsbeschwerden wie z. B. Verstopfung und hilft bei Abnützungserscheinungen, Allergien, Gelenkentzündungen, Halsschmerzen, Schleimhautentzündungen (Nasen und Rachen), Parodontose, PMS (prämenstruellen Beschwerden), Prostatabeschwerden sowie Rheuma. Auch die Moorbirke ist besonders nach einer Antibiotikabehandlung zu empfehlen, da sie den Körper dabei unterstützt, das verwendete Medikament wieder auszuscheiden. Wenn Sie das Gemmomazerat der Hänge- und der Moorbirke gemeinsam einnehmen, verstärken sich sogar noch deren Wirkungen. Dieses Komplexmittel wird vor allem in der Menopause und bei Schilddrüsenerkrankungen eingesetzt. In diesem Fall sollte es allerdings über mehrere Monate hinweg eingenommen werden. Angebracht sind bei dieser Mischung dreimal täglich jeweils 3 Sprühstöße.

Die Brombeere

Die **Brombeere** wirkt anregend auf die Knochenbildung. Daher wird sie vorwiegend bei älteren Menschen als vorbeugende Maßnahme gegen Knochenbrüche genutzt (fachlich als Frakturprophylaxe bekannt). Sie hilft bei Arthrose, Atembeschwerden infolge chronischer Bronchitis, Asthma, Rauchen oder einer schweren Lungenerkrankung wie COPD. Der Atem wird kräftiger und somit verbessert sich die Atemfunktion. Die Brombeere hilft unterstützend auch bei Nierenentzündung, Gelenk- und Menstruationsbeschwerden. Dieses Mundsprays kann zudem bei Osteoporose (eine systemische Erkrankung des Skelettsystems, die Knochensubstanz ist gestört) eingesetzt werden, da es regenerativ auf den Knochenaufbau wirkt. Zudem stärkt und regeneriert es das Lungengewebe. Hier empfiehlt es sich, über mehrere Monate dreimal täglich 3 Sprühstöße einzunehmen.

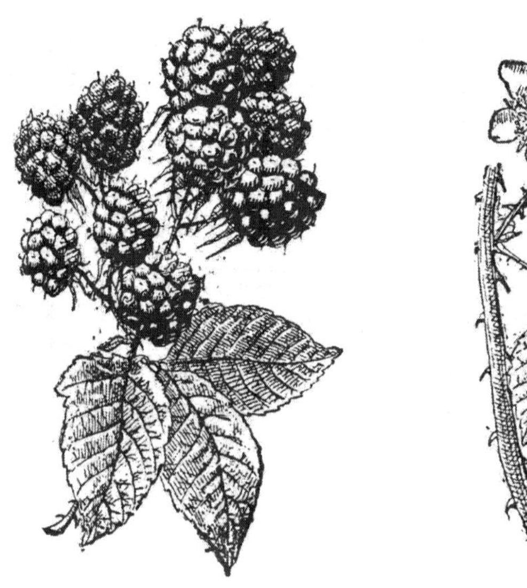

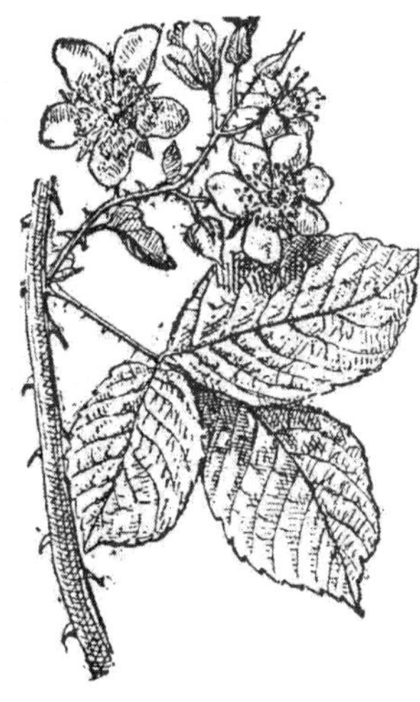

Die Edelkastanie

Die **Edelkastanie** wirkt entstauend. Sie hilft bei müden bzw. schweren Beinen, Hämorrhoiden, Krampfadern, Lymphödemen, Venenentzündungen, -schwäche und -stauungen. Die Edelkastanie ist „das Mittel für Lymphe und Venengefäße", da sie u. a. das Lymphsystem aktiviert und damit Ödeme lindert. Zudem unterstützt sie die Wundheilung von offenen Beinen.

Die Esskastanie

Die **Esskastanie** wirkt adstringierend, entgiftend, entzündungshemmend und schleimlösend. Daher wird sie besonders bei grippalen Infekten, Bronchitis, Blut-, Keuch-, Krampf- und Reizhusten genutzt. Sie hilft bei Durchfall, Gelenkbeschwerden, Hexenschuss, Magen-Darm-Beschwerden, Nasenbluten, Rheuma und Wassersucht, regt den Lymphfluss an und fördert die natürliche Widerstandsfähigkeit. Dieses Gemmomittel unterstützt die Gefäße (Adern und Venen), die Hautdurchblutung, den Kreislauf und das Lymphsystem, stärkt die Nerven und ist ebenfalls bei geistiger und körperlicher Erschöpfung einsetzbar. Das Spray kann vor allem bei Entzündungen der Atemwege eingenommen werden.

Die Rosskastanie

Aber auch von den Knospen der **Rosskastanie** werden Gemmomazerate und -tropfen hergestellt. Diese wirken adstringierend, antibakteriell, antiödematös, blutreinigend, blutstillend, entzündungshemmend, gefäßabdichtend, harntreibend, krampf- und schleimlösend sowie schmerzstillend und stärkend. Sie kann unter anderem bei chronischer venöser Insuffizienz eingesetzt werden. Sie hat positive Wirkung auf unser Lymphsystem, stärkt das Immunsystem sowie den Kreislauf und wird vor allem gegen Krampfadern und bei Erkältungsbeschwerden eingesetzt.

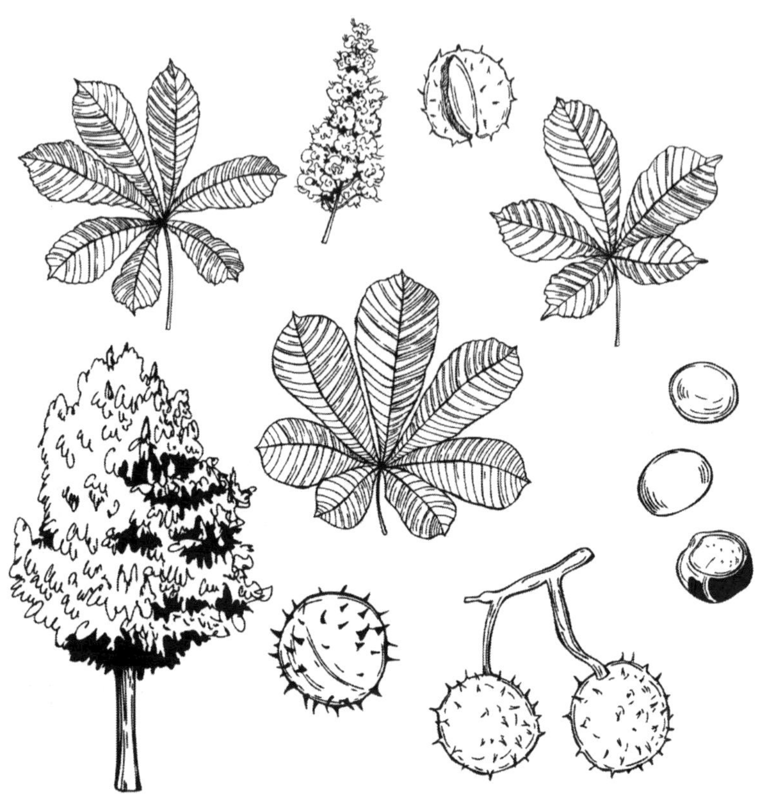

Die Edeltanne

Die **Edeltanne**, auch als Weißtanne bekannt, wirkt antimikrobiell, antiseptisch, antirheumatisch, auswurffördernd, desinfizierend, durchblutungsfördernd, handtreibend, krampflösend und schweißtreibend. Besonders das Harz dieser Tanne und seine ätherischen Öle werden vorzugsweise, auch vorbeugend, während der Erkältungszeit gegen Husten und Schnupfen eingesetzt, da sie entzündungshemmend und schleimlösend sind und das Immunsystem stärken. Das Extrakt dieser Tanne wirkt zum einen lindernd, aber auch sehr belebend. Schon Hildegard von Bingen nutzte die Heilwirkung der Edeltanne vor allem zur Behandlung von frischen Wunden. Das ätherische Öl der Edeltanne hilft übrigens bei Muskelkater und rheumatischen Beschwerden. Die Edeltanne kann auch als Komplexmittel eingesetzt werden. Eine Mischung aus den Mazeraten der Edeltanne, des Mammutbaumes, Preiselbeere und der Weinrebe fördert die Kalziumaufnahme, minimiert Knochenbrüchigkeit und remineralisiert den Organismus. Zudem können sich kristalline Einlagerungen in den Gelenken auflösen und das Gemisch kann dadurch die Geschmeidigkeit der Gelenke verbessern. Diese Mischung ist besonders für Kinder geeignet und es wird empfohlen, sie für mehrere Monate täglich dreimal zu benutzen mit jeweils 3 Sprühstößen.

Die Eiche

Die **Eiche (Stiel-)** wirkt adstringierend, antiseptisch, desodorierend, fiebersenkend und tonisch. Sie stärkt die Geschlechtsdrüsen, die Hypophyse sowie die Vaginalschleimhaut und unterstützt die Haut, die Schleimhäute sowie das Zahnfleisch. Zudem hilft sie bei Antriebsschwäche, sexueller Asthenie (ebenfalls eine Form von Schwäche), niedrigem Blutdruck, Boreout-Syndrom (Langeweile), Burnout-Syndrom (Erschöpfungszuständen), Herpes, Kraftlosigkeit, chronischer Müdigkeit und Osteoporose. Die Stieleiche wirkt positiv auf den Darm und die Darmschleimhaut und sie hilft bei Potenzprobleme und einem Mangel an Spermien und Testosteron. Im Übrigen galt die Eiche bei den Römern als „Baum von Jupiter" und im antiken Griechenland als „Baum von Zeus". Im deutschsprachigen Raum steht sie für Kraft und Macht.

Die Esche

Die **Esche (Stein-)** wirkt adstringierend, entzündungshemmend, fiebersenkend, schmerzstillend, schweißtreibend und stärkend, reguliert den Cholesterinspiegel und steigert die Harnsäureausscheidung. Sie senkt den Blutzuckerspiegel und hilft bei akuter und chronischer Gicht, bei Entzündungen von Bändern, Gelenken und Sehnen sowie bei rheumatischen Beschwerden, Verstopfung und Wassersucht. Eingesetzt wird die Steinesche auch bei Appetitlosigkeit, Blasenleiden, Bluthochdruck, Blähungen, Diabetes, Fieber, Gicht sowie Nieren- und Harnbeschwerden. Zudem stärkt sie die Nerven, regt sie das Nieren-Blasen-System hilfreich an und unterstützt bei Entgiftungsvorgängen. Sie hat auch eine ausgesprochen positive Wirkung auf unseren Bewegungsapparat.

Der Feigenbaum

Der **Feigenbaum** wirkt angstlösend, antidepressiv, beruhigend, entspannend, entzündungshemmend und krampflösend. Er hilft jedoch nicht nur bei Ängsten und depressiven Stimmungen, sondern auch bei Appetitlosigkeit, Angespanntheit, Bettnässen, Erschöpfungszuständen, beschleunigtem Herzschlag, Kopfschmerzen, Kummer, Magen- oder Darmbeschwerden (Entzündung der Magenschleimhaut bis hin zu Magengeschwüren), Neurosen, Schlafstörungen, Stress, Unruhe, Warzen und Zwängen. Auf psychischer Ebene kommt das Mundspray besonders bei Nervosität und innerer Unruhe (z. B. Zittern) zum Einsatz. Auch wenn Sie sich unruhig im Bett hin und her wälzen und sich tausend Gedanken in Ihrem Kopf drehen, bringt die Feige Ihnen Ruhe und fördert Ihren Schlaf. Das Mundspray beeinflusst auf sanfte Weise und wirkt stärkend und zugleich beruhigend. Körperlich unterstützt das Gemmomazerat den Magen- und Darmtrakt, balanciert die Produktion der Magensäure aus, reguliert und schützt die Schleimhäute und harmonisiert die Verdauung. Übrigens wird sie auch bei psychosomatischen Beschwerden und zur psychotherapeutischen Behandlung sowie bei Essstörungen eingesetzt wie beispielsweise bei Appetitlosigkeit und Bulimie.

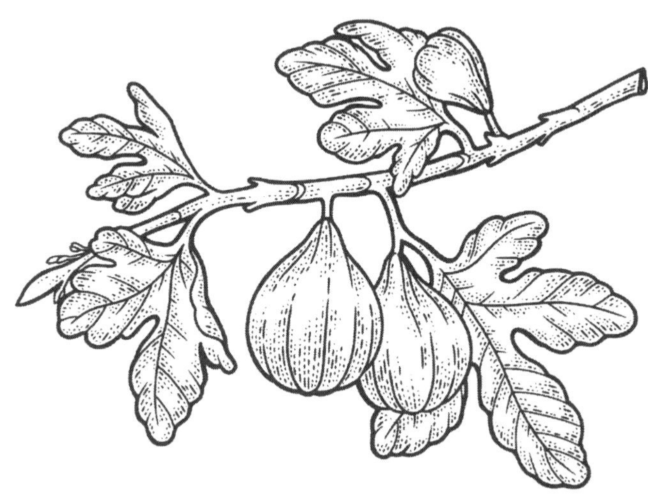

Die Hagebutte (Heckenrose / Hundrose)

Die **Hagebutte**, auch als **Heckenrose** oder **Hundrose** bekannt, wirkt antiallergisch, antiviral, entzündungshemmend und immunstärkend. Sie hilft bei Aphthen (schmerzhafte Entzündungen im Rachenraum), Erkältung, Fieber, Infektanfälligkeit (z. B. als Folge einer Immunschwäche), Migräne, generell bei Schmerzen (vor allem bei Ohren- und Stirnkopfschmerzen) sowie bei Schnupfen. Zudem stärkt sie das Immunsystem. Wenn Sie über Beschwerden im Hals-Nasen-Ohren-Bereich klagen (insbesondere bei chronischen, immer wiederkehrenden Entzündungen), gilt die Hagebutte sogar als Hauptheilmittel. Kinder reagieren sogar besonders schnell auf ihre Wirkungsweisen – gerade bei Wachstumsschmerzen. Übrigens kann sie auch bei einer leichten Bronchitis eingesetzt werden. Bei regelmäßiger Anwendung kann die Infektanfälligkeit gemindert werden.

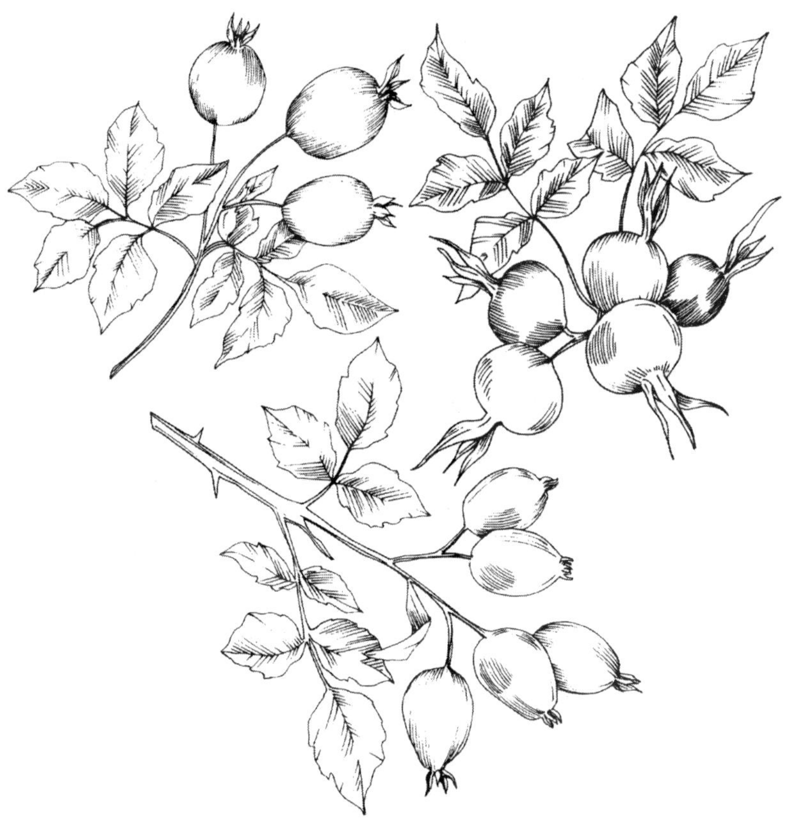

Die Hainbuche

Die **Hainbuche**, auch bekannt als Weißbuche, wirkt beruhigend, entzündungshemmend und immunstärkend. Sie hilft bei Fließ- und Heuschnupfen (allergische Rhinitis), besonders bei Halsschmerzen, Hustenreiz, Mittelohrentzündungen, Nasennebenhöhlenentzündungen (Sinusitis), stärkt die Abwehrkräfte und unterstützt das Immunsystem. Hauptsächlich wird dieses Gemmomazerat bei akuten Entzündungen der Schleimhäute im HNO-Bereich eingesetzt. Atemwegserkrankungen klingen rascher ab.

Der Haselstrauch

Der **Haselstrauch**, auch bekannt als **Gemeine Hasel**, wirkt entzündungshemmend, fiebersenkend und stärkend. Die Hasel hilft bei Ekzemen, Gefäßerkrankungen, Warzen. Sie ist einsetzbar bei chronischen Atemwegserkrankungen wie z. B. COPD (chronisch obstruktive Lungenerkrankung mit einer dauerhaften Verengung der Atemwege), Halsschmerzen, Heuschnupfen, Kopfschmerzen und gegen Ohrenschmerzen. Dieses Gemmomazerat kräftigt die Muskeln, die Leber und die Lunge. In Kombination mit der Weinrebe fördert das Mittel die Fließeigenschaften des Blutes und unterstützt bei Gefäßerkrankungen.

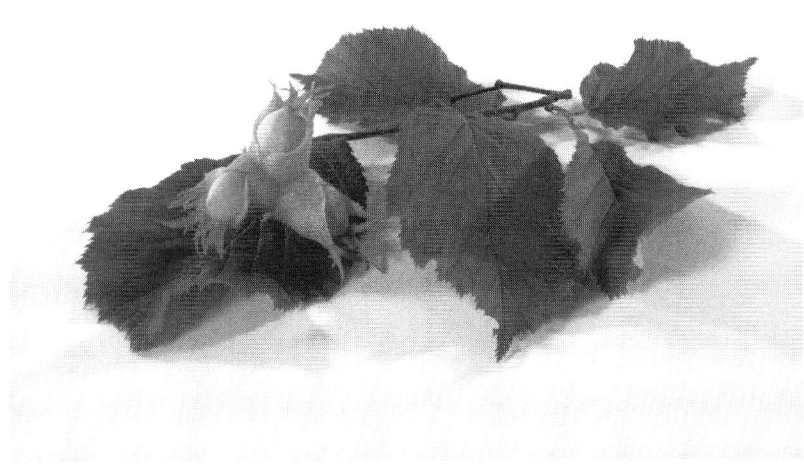

Die Heidelbeere

Die **Heidelbeere**, auch bekannt als Blau- oder Schwarzbeere, wirkt antibakteriell und entzündungshemmend und schützt vor oxidativem Stress. Sie unterstützt die Funktion der Augen (Gefäße, Kapillare und Netzhaut) und hilft bei erhöhtem Blutzuckerspiegel, Diabetes und bei Harnwegsinfekten wie beispielsweise Blasenentzündungen. Die Heidelbeere beugt Herz-Kreislauf-Erkrankungen vor, steigert die Aufnahme von Zucker und fördert die Durchblutung sowie die Freisetzung von Insulin. Sie hemmt Bakterien, Pilze und Viren, unterstützt bei Durchfallerkrankungen, Entzündungen im Mundbereich (vor allem der dortigen Schleimhäute), bei Verdauungsstörungen und wirkt leicht abführend. Im Übrigen enthalten Heidelbeeren eine beachtliche Menge an Vitamin C und E, sind reich an Mineralstoffen und stärken somit auch unser Immunsystem sowie unsere Haare, die Haut, den Knochenaufbau, unsere Sehkraft und die Zähne.

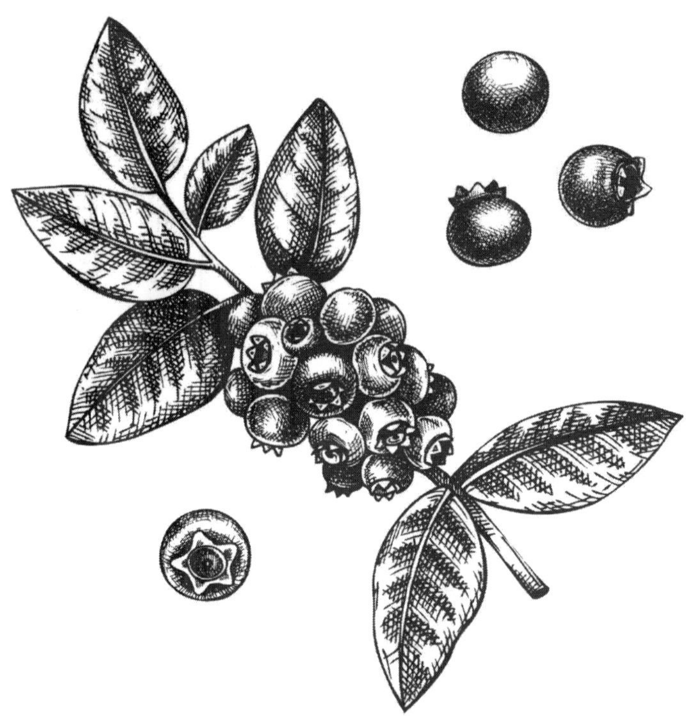

Die Himbeere

Die **Himbeere** wirkt entspannend, hormonausgleichend, krampflösend und schmerzstillend. Sie reguliert die Funktion der Eierstöcke und das weibliche Hormonsystem. Sie hilft bei Entzündungen im Bereich der Gebärmutter, bei Frauenbeschwerden wie z. B. bei der Unterleibskrämpfen, bei prämenstruellem Syndrom (PMS) und bei Beschwerden während des Klimakteriums (auch bekannt als Menopause, Wechseljahre). Das Gemmomazerat der Himbeere kann zur Geburtsbegleitung gegeben werden. Es harmonisiert das Gleichgewicht von Östrogenen und Progesteron (ebenfalls ein weibliches Geschlechtshormon, das während der Menstruation und vermehrt in der Schwangerschaft gebildet wird) und beugt Osteoporose vor. Es balanciert die Befindlichkeiten und Unregelmäßigkeiten während dem Menstruationszyklus sanft aus, hilft bei seelischen Schwankungen, stellt den natürlichen Rhythmus wieder her und lindert Unterleibsschmerzen. Die Himbeere stärkt zudem die Funktion der Eierstöcke und wirkt günstig auf das weibliche Hormonsystem. Des Weiteren unterstützt sie bei Beschwerden, die die Augen betreffen.

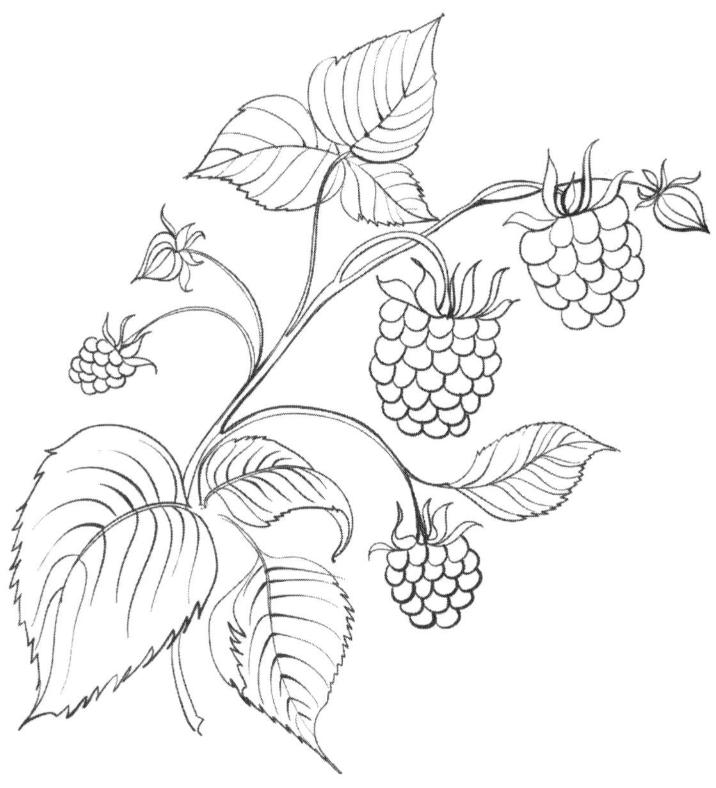

Die Linde

Die **Linde (Silber-)** wirkt angstlösend, beruhigend, krampflösend, nervenstärkend, stimmungsaufhellend und entspannend auf den gesamten Organismus. Sie hilft bei ADHS (Aufmerksamkeits-Defizit-Hyperaktivitäts-Störung) und senkt die damit einhergehende Unruhe, bei Ängsten (insbesondere Prüfungsangst), Appetitlosigkeit, Depressionen, Ein- und Durchschlafstörungen (altersunabhängig) und bei Nervosität. Die Silberlinde regt den Stoffwechsel an und ist einsetzbar bei beschleunigtem Herzschlag, Koliken (wie z. B. der Dreimonatskolik bei Säuglingen), bei Konzentrationsschwäche, verkrampfter Muskulatur und Schlafstörungen. Das Gemmomittel der Silberlinde wirkt sich positiv auf das zentrale Nervensystem aus und besänftigt Beschwerden im Magen-Darm-Trakt, reduziert Stress und lindert Verdauungsprobleme, insbesondere bei Reisen mit Fahr- oder Flugzeugen. Dank seines süßen Geschmacks ist es auch als pflanzliches Beruhigungsmittel für Kinder sehr zu empfehlen. Die Linde wurde übrigens bei den Germanen der Göttin der Liebe, Freya, geweiht.

Der Mammutbaum

Der **Mammutbaum (Riesen-)** aktiviert die männlichen Hormone (Testosterone), hilft bei Burnout-Syndrom (als Reaktion auf andauernden Stress und Überlastung), bei Bindegewebsschwäche, Energiemangel, Erschöpfung, Kopfschmerzen (besonders schulbedingt bei Kindern), bei Bänder-, Muskel- und Sehnenschwäche sowie bei Osteoporose (stärkt die Knochen, fördert die Mineralisierung, erhöht die Vitalität), bei Problemen bezüglich der männlichen Potenz und der Prostata. Weiterhin wirkt der Mammutbaum ausgleichend auf die hormonproduzierenden Drüsen, stimulierend auf das Immunsystem und vitalisierend auf das Hormonsystem: die Spermienproduktion wird erhöht und reguliert. Dies ist besonders wichtig bei unerfülltem Kinderwunsch. Durch seine Kraft schenkt er innere Ruhe und stärkt die Leber und das Nervensystem. Die Nutzung dieses Mundsprays entspannt Körper, Geist und Nerven und hat eine langanhaltende und tiefgreifende Wirkung.

Der Olivenbaum

Der **Olivenbaum** wirkt gefäßschützend und leberstärkend. Er schützt die Arterien vor Verkalkung, verbessert die arterielle Durchblutung und unterstützt dadurch das zentrale Nervensystem (die Gehirnfunktionen wie z. B. das Gedächtnis). Dies bewahrt vor Angina pectoris, hilft bei der Regulierung des Blutdruckes, senkt erhöhten Cholesterinspiegel sowie Zuckerwerte und beugt Blutgerinnsel vor. Olive unterstützt den Magen-Darm-Trakt. Sie reguliert die Produktion der Magensäure und Verdauungssäfte. Weiterhin lindert sie auch mögliches Völlegefühl und regt sie die Leberfunktion an. Dieses Gemmomazerat wird zur Unterstützung bei der Behandlung von Stoffwechselstörungen (Fett und Zucker) sowie bei Übergewicht (Adipositas) angewendet.

Die Preiselbeere

Die **Preiselbeere** wirkt antirheumatisch, ausleitend (über die Niere), entzündungshemmend (vor allem bei akuten oder chronischen Entzündungen der Harnwege oder Prostata) und immunisierend. Sie reguliert die Darmtätigkeit und unterstützt somit die Verdauung z. B. bei chronischer Verstopfung oder auch bei Säuglingsdurchfällen. Hier kann bei Säuglingen ab einem Alter von 3 Monaten 1 Tropfen des gemmotherapeutischen Mazerates auf den Schnuller gegeben werden. Die Preiselbeere hilft bei akuten Harninfekten, Magenbeschwerden (wie Völlegefühl), Rheuma und chronischer rheumatoider Arthritis (Polyarthritis). Sie wirkt ausgleichend auf die Produktion der Magensäure und fördert die Aufnahme von Kalzium, was die Möglichkeit einer Erkrankung an Osteoporose (Knochenschwund) reduziert. Durch ihre östrogenartige Wirkung unterstützt sie Frauen in den Wechseljahren und beeinflusst positiv Symptome wie Hitzewallungen. Vor allem im reiferen Alter wird dieses Gemmomittel bevorzugt genommen, da es den Alterungsprozess verlangsamt.

Der Rosmarin

Der **Rosmarin** wirkt adstringierend, anregend, antibakteriell, beruhigend, entspannend, entzündungshemmend, kräftigend, krampflösend, pilztötend und schmerzstillend. Er aktiviert das Immunsystem, schützt die Galle und die Leber, indem er freie Radikale bindet und unterstützt den Gallenfluss sowie die Leberfunktion, eine wichtige Voraussetzung, um Übergewicht vorzubeugen. Er hilft bei Erkrankungen der Atemwege (wie zum Beispiel Bronchitis), bei Blasenentzündung sowie bei Hals-Nasen-Ohren-Krankheiten und bei Menstruationsbeschwerden. Dieses vielseitige Gemmomazerat wird u. a. auch eingesetzt bei Appetitlosigkeit, Atembeschwerden, Blähungen, Durchfall, Ekzemen und hartnäckigen Hautausschlägen, Erschöpfungszuständen, Gicht, Haarausfall, Herz- und Kreislaufbeschwerden, Hämorrhoiden, Ischiasbeschwerden, Kopfschmerzen und Migräne, Magen-Darm-Beschwerden, Nervenentzündungen und Neuralgien, niedrigem Blutdruck, Rheuma, Unruhe, Verdauungsstörungen und Beschwerden während der Wechseljahre.

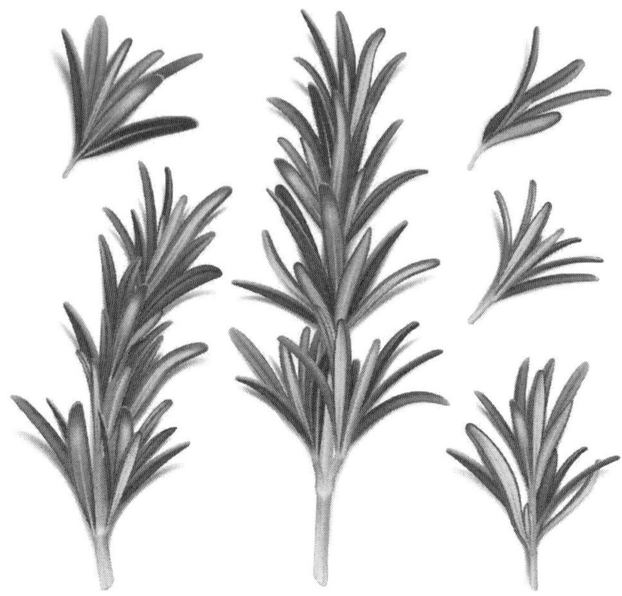

Wichtiger Hinweis:
In der Regel dürfen Gemmomittel auch in der Schwangerschaft verwendet werden. Eine Ausnahme bildet hier tatsächlich der Rosmarin, dessen ätherischen Öle tatsächlich Gebärmutterkrämpfe auslösen könnten.

Die Schwarze Johannisbeere

Die **Schwarze Johannisbeere**, auch als Cassis oder Gichtbaum bekannt, wird als das Gemmomazerat Nr. 1 und als das kraftvollste Akutmittel überhaupt bezeichnet. Dieses Gemmomittel gilt als das am besten erforschte. Es wirkt abschwellend, abwehrstärkend, antiallergisch, beruhigend, desinfizierend, entgiftend, entzündungshemmend, gewebsentwässernd, harntreibend, schleimlösend, schmerzlindernd und stärkend. Die schwarze Johannisbeere hilft bei Allergien, Anspannung, Asthma, chronischer Bronchitis, Entzündungen aller Art (vor allem bei einer akuten Blasenentzündung), Erkältungsbeschwerden, bei Hautproblemen wie Akne, Ekzeme, Herpes, Nesselsucht, Neurodermitis und Psoriasis (Schuppenflechte), bei Gicht, Migräne, Ödemen (Wassereinlagerungen), Schupfen und Heuschnupfen, Husten und bei Erkrankung der Mund- und Rachenschleimhaut (z. B. Aphthen, Mundfäule oder Soor). Sie reguliert die Elastizität der Gefäße und Verdauungstrakt und stärkt das Hormon-, Immun- und Kreislaufsystem und unterstützt bei Erkrankungen der Atemwege, im Hals-Nasen-Ohren-Bereich, an den Gelenken, im Magen (Gastritis), der Prostata sowie bei Darmbeschwerden (z. B. Reizdarm). Zudem regt sie den Stoffwechsel an. Dieses Therapeutikum ist besonders beliebt, wenn es darum geht, Kleinkinder und Kinder zu behandeln, die schnell zu Erkältungsbeschwerden neigen und über Halsweh und Mitteilohrentzündung klagen. Gemeinhin wird es als pflanzliches Kortison (ohne Nebenwirkungen!) bezeichnet, da es die Nebennierenrinde stimuliert, und sollte bei den ersten Anzeichen der obengenannten Beschwerden sofort eingenommen werden.

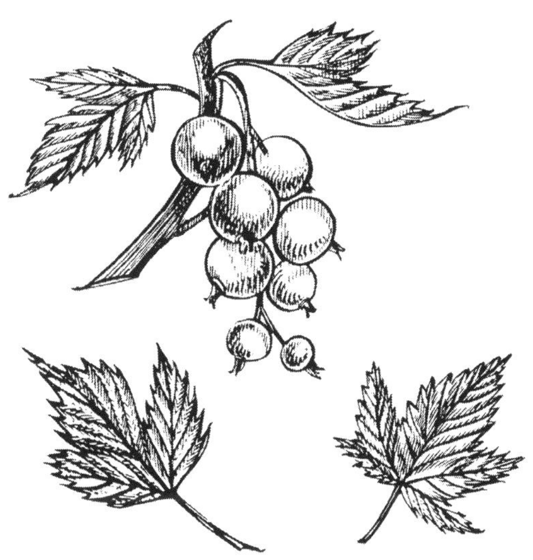

Die Schwarzerle

Die **Schwarzerle** wirkt entzündungshemmend und immunstärkend. Sie hilft bei Allergien, Aphthen, Demenz, akuten Ekzemen, bei eitrigen, chronischen und selbst bei hochakuten Entzündungen, grippalen Infekten (vor allem, wenn die oberen Luftwege betroffen sind), Fließschnupfen, Gallenblasenbeschwerden, Gastritis, Gürtelrose, Halsschmerzen, Infektionen im Magen-Darm und Verdauungstrakt wie z. B. bei einer Magenschleimhautentzündung oder einem Magengeschwür, als auch bei einer Mittelohrentzündung, Nasennebenhöhlenentzündungen und bei Schmerzen im Dickdarm. Sie stärkt das Immunsystem, bringt Linderung bei Migräne, beugt akuten Erkrankungen vor und unterstützt bei Beschwerden in den Atemwegen (hier besonders die Bronchien und Schleimhäute) und im Hals-Nasen-Ohren-Bereich. Die Schwarzerle reguliert das Herz-Kreislauf-System und hat Einfluss auf die Blutverdünnung. Somit können Thrombosen (Gefäßerkrankung) vorgebeugt werden. Ein weiterer Baum dieser Gattung, die **Grauerle**, ist zudem hilfreich bei Frauenleiden sowie Hormonstörungen.

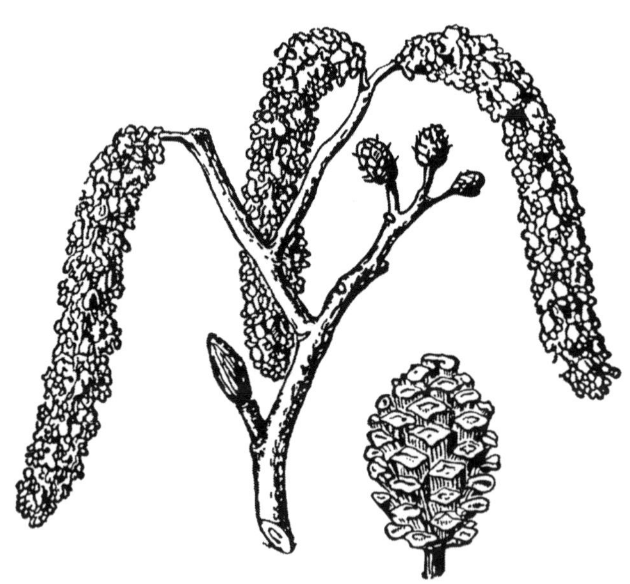

Die Ulme

Die **(Feld-) Ulme** wirkt antientzündlich, juckreizlindernd und hilft bei Hauterkrankungen wie Akne (besonders in der Pubertät), Ausschlägen, hohem Cholesterinspiegel, chronischen sowie trockenen Ekzemen, Fieberblasen, Furunkel, Gicht, Gürtelrose, Lippenherpes, Milchschorf, Nesselfieber, Psoriasis, Rheuma, Verbrennungen (wie Sonnenbrand) und Wundheilung. Eine Ausnahme bildet die Gürtelrose. Hier kann die Ulme zwar Linderung schaffen, aber es in jedem Fall die Unterstützung eines Arztes hinzuzuziehen. Wie bereits erwähnt, können Sie zusätzlich auch die betroffene Stelle besprühen, ist aber nicht zwangsläufig erforderlich. Die Symptome werden auch gelindert, wenn das Spray ausschließlich Kontakt zur Mundschleimhaut erhält.

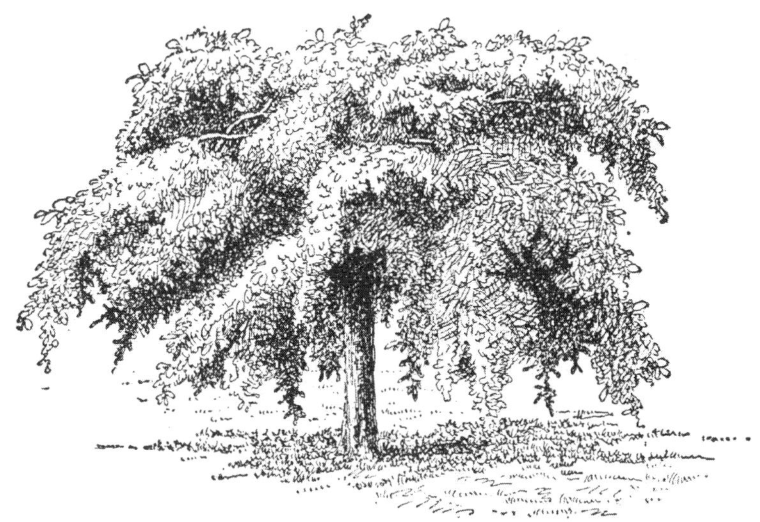

Der Wachholder

Der **Wacholder** gilt als Universalheilmittel und wirkt ausleitend, entgiftend, entzündungshemmend, harntreibend, reinigend, regulierend sowie verdauungsfördernd. Er beugt Arteriosklerose (Verkalkung der Blutgefäße) vor, hilft bei Appetitlosigkeit, Blähungen, Blasenentzündungen, erhöhten Cholesterinwerten, Durchfall, Gicht, Hämorrhoiden, Heuschnupfen, Husten, Juckreiz und Gallebeschwerden wie z. B. Gallensteine und stärkt Leber und Nieren. Tatsächlich kann die Bildung von Nierensteinen durch die verstärkt angeregte Ausscheidungstätigkeit sogar ganz verhindert werden. Sämtliche Funktionen der Leber werden gestärkt. Dieses Gemmomittel wirkt zudem heilend bei Haut- und Bindegewebskrankheiten (z.B. Cellulite, Ekzeme), Magen- und Darmbeschwerden, Nasennebenhöhlenentzündung, Ödemen, Parodontose, Polyarthritis, bei Störungen der Bauchspeicheldrüse und bei einer guten Verdauung und Völlegefühl. Wacholder senkt den Heißhunger auf Süßes und unterstützt geplanter Gewichtsreduktion. Er normalisiert den kompletten Wasserhaushalt und unterstützt den Körper dabei, Ödeme (eine durch Flüssigkeitsansammlung bedingte Schwellung) auszuschwemmen und regt den Stoffwechsel (Fette und Zucker) an. Diese Pflanze stärkt vor allem die Gesamtkonstitution des Organismus und reinigt diesen. Weiterhin soll sie ein wahres Anti-Aging-Wundermittel sein. Verwendet werden für das Mundspray vor allen Dingen die blauschwarzen Beeren, die zusätzlich auch noch anregend auf die Nierentätigkeit wirken und daher antirheumatisch und ausgesprochen wassertreibend sind. Ein wirklich weitumfassendes Allheilmittel, wie Sie sehen!

Der Walnussbaum

Die Knospen des **Walnussbaumes** wirken adstringierend, anregend, blutreinigend und -stillend, entzündungshemmend, gewebeverdichtend, harntreibend, immunstärkend und schmerzstillend. Dieses Therapeutikum hilft bei Arthritis, Afterjucken (Hämorrhoiden), Appetitlosigkeit, Bakterien und Pilzbefall, Blähungen, Darmparasiten und Durchfall, Diabetes, Ekzemen, Frostbeulen (juckende, schmerzhafte Hauterkrankung), Gallenschwäche, Geschwüren, Gicht, Rheuma, Schuppenflechte, Verdauungsstörungen sowie Völlegefühl. Zudem wirkt es unterstützend bei Hautproblemen wie Akne, Ekzemen, Pickel und Schuppenflechte. Es reinigt die Haut, die Lymphe sowie die Schleimhäute und beugt so Infektionen vor. Es reguliert den Herzrhythmus, den Magen-Darm-Trakt und die Darmschleimhaut, regt die Verdauungssäfte an und unterstützt so das Pankreas (die Bauchspeicheldrüse). Die Walnuss regt den Leberstoffwechsel an und wirkt auf die Leber entgiftend und regenerierend. Auf diese Weise werden mögliche Giftstoffe leichter ausgeschieden und überschüssiges Cholesterin kann abgebaut werden. Sie unterstützt unseren Körper bei Entzündungen im HNO-Bereich und in den Gelenken, aber auch bei chronischen Erkrankungen.

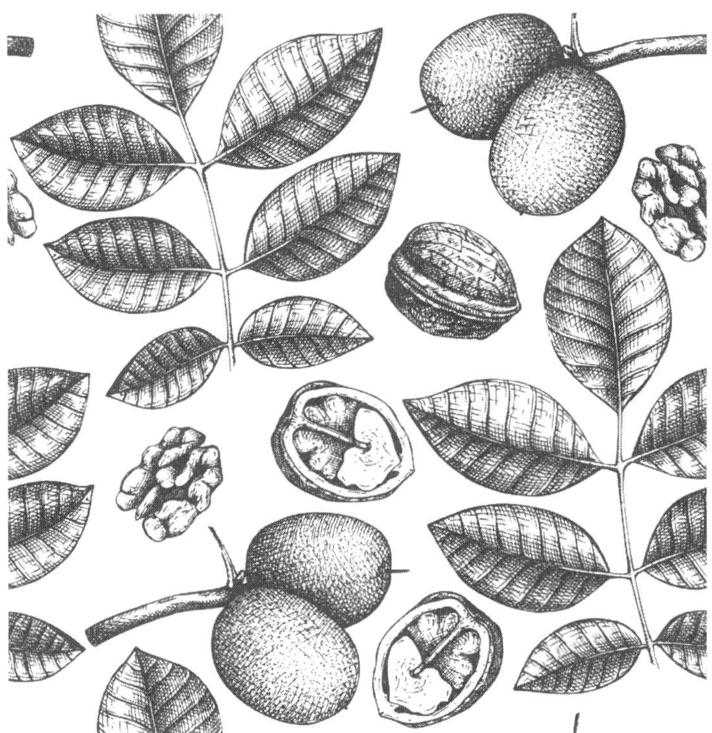

Die Weinrebe

Die **Weinrebe** wirkt adstringierend, antirheumatisch, aufbauend, blutbildend und -reinigend, entzündungshemmend, nervenstärkend und schmerzlindernd. Sie hilft bei Arthrose, erhöhten Blutfettwerten, Darmbeschwerden, Ekzemen, chronischen und rezidiven Entzündungen wie des Bewegungs-, Harn- und Geschlechtsapparates, des Verdauungsstrakts (vor allem die Schleimhäute) sowie bei Gelenk- und Magenschmerzen. Sie verbessert die Beweglichkeit und erhöht somit die Lebensqualität. Auch bei Erkrankungen der Atemwege und bei Heiserkeit wird die Weinrebe hilfreich eingesetzt sowie bei Arteriosklerose (Verengung der Arterien), Erbrechen, Fettleibigkeit, Geschwüren, Gicht, Hautunreinheiten, Kopfschmerzen, Krampfadern, Leberleiden, Rheuma, Verstopfung und eiternden Wunden.

Der Weißdorn

Der **Weißdorn** wirkt beruhigend, blutdruckregulierend, durchblutungsfördernd, gefäßerweiternd, herz- und kreislaufstärkend. Er hilft bei Antriebslosigkeit, Arteriosklerose (Verkalkung der Gefäße), Erschöpfung und Herzbeschwerden (wie z. B. Herzschwäche, Herzrasen und sogar nach einem Herzinfarkt). Hier stärkt er die Herzfunktionen. Der Weißdorn fördert zudem das Gedächtnis, die Gehirnfunktionen und einen gesunden Stoffwechsel. Er unterstützt bei Müdigkeit, Nervosität, Reizbarkeit, Schlaflosigkeit sowie bei Schwindelanfällen und hilft Frauen im Klimakterium und danach in der Menopause. Dieses Gemmotherapeutikum reguliert und stabilisiert den Blutdruck, erweitert die Herzkranzgefäße, verbessert die Durchblutung. Dies beugt Arterienverkalkungen vor. Zudem unterstützt es bei Kreislauferkrankungen, stärkt den Herzmuskel und hilft bei Schwäche. Mit zunehmendem Alter schenkt es den Menschen zusätzliche Lebensenergie. Weißdorn wird aufgrund seiner Eigenschaften als „das Herzmittel" bezeichnet. Selbstverständlich sollten Sie jedoch bei akuten und schweren Herzproblemen stets einen fachkundigen Arzt zurate ziehen.

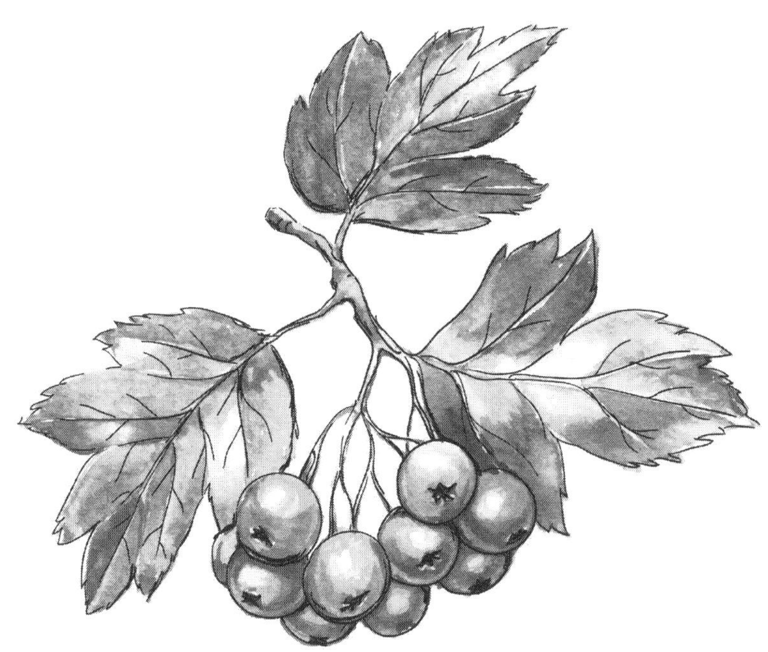

Der wollige Schneeball

Der **wollige Schneeball** wirkt antiallergisch, beruhigend, entspannend (vor allem auf seelischer Ebene), krampflösend und ist bekannt dafür, dass er die Menschen frei atmen lässt. Er stärkt die Bronchien und die Lungenfunktion, reguliert die Hypophysen-Schilddrüsen-Achse und unterstützt den Atemtrakt sowie das neurovegetative System. Er hilft bei allergischen Erkrankungen, Asthma, Atemnot (vor allem mit psychischem Hintergrund), Durchfall, Heuschnupfen, während der Menstruation oder bei rheumatischen Beschwerden, Schilddrüsenüberfunktion und bei krampfartigen Störungen (mit bzw. ohne allergischen Hintergrund). Als Atemmittel ist dieses Mazerat unverzichtbar, unabhängig davon, ob die Atemnot durch Allergien oder durch Stress hervorgerufen wird.

Beschwerden mit Gemmotherapeutika selbst behandeln

Eine der vorderdringlichsten Fragen, die Sie wohlmöglich zum Lesen dieses umfangreichen Ratgebers gebracht hat, ist sicher die, dass Sie aus gesundheitlichen Gründen erfahren möchten, wie Sie für sich und Ihre Lieben das passende Gemmomittel finden. Aus diesem Grund finden Sie nun eine Liste aller Indikationen, die die Gemmotherapeutika abdecken:

Diese alphabethische Indikationsliste dient Ihnen als Nachschlagewerk und hilft Ihnen, die für Sie passenden Gemmotherapeutika leichter ausmachen. Zur Orientierung finden Sie jeweils die Bezeichnung der Beschwerden oder Krankheiten und all jene Mazerate, die zur Linderung oder auch Heilung zu dem jeweiligen Thema in Frage kommen können. Die dazugehörigen Eigenschaften und Hinweisen haben wir bereits im vorangegangenen Kapitel „Knospenkunde von A – Z" eingehend aufgelistet.

Indikation – dieses Wort kommt ursprünglich aus dem Lateinischen „indicare" und bedeutet so viel wie „anzeigen. Die Indikation zeigt uns auf, welchen Grund es für eine diagnostische und therapeutische Behandlung gibt. Unterschieden wird zwischen einer Empfehlung, einem gesundheitsbezogenen Vorteil oder einem Notfall.

Eine **Kontraindiktion** bedeutet, dass eine Krankheit, ein Medikament oder ein Symptom gegen die Einnahme eines Arznei- bzw. Heilmittel spricht oder gegen die Durchführung diagnostischer oder therapeutischer Maßnahmen.

Indikationsliste von A – Z

Einige der häufigsten Erkrankungen haben wir hier aufgeführt, um Ihnen aufzuzeigen, dass die Gemmotherapie bereits bei den Kleinsten angewendet werden kann, da sie auf ihren Organismus regulierend und stabilisierend einwirkt. Bei ausgewählten Krankheiten finden Sie Tipps, wie Sie die hier in Frage kommenden Gemmomitteln am besten dosieren können, bei allen anderen gelten die zuvor erwähnten Anwendungshinweise und Dosierungsempfehlungen.

Beschwerden / Krankheiten: ADS und ADHS
Gemmomittel: Birke und Linde

Sowohl ADS als auch ADHS sind Krankheitsbilder, die bereits ihren Anfang im Kleinkindalter haben und daher vorwiegend zu **Kinderkrankheiten** gezählt werden.

ADS und ADHS gehören zu den emotionalen Störungen, die ihre Anfänge in der Kindheit haben. Beide beinhalten eine beeinträchtige Aufmerksamkeits- und Konzentrationsfähigkeit. ADHS ist hier die erweiterte Form von ADS, da auch Hyperaktivität und Unruhe hinzukommen. Die Ursachen dafür liegen u. a. in einer Stoffwechselstörung des Gehirns, bestimmte Areale werden hier nicht ausreichend durchblutet. Es kommt zu einer Reizübertragung, die zuständigen Botenstoffe wie Dopamin, Noradrenalin und Serotonin werden aber nur in sehr geringen Mengen ausgeschüttet bzw. zu schnell abgebaut.

Besonders bei ADHS kann es zu starken Beeinträchtigungen in der Schule kommen, da das Kind schnell abgelenkt ist und sich nur unzureichend konzentrieren kann. Hinzu kommt mangelnde Aufmerksamkeit und zunehmende Impulsivität, bis hin zur Aggressivität. Konventionelle Maßnahmen sind hier spezielle Psychotherapien sowie Medikamente, die die Symptome abmildern. Eines der bekanntesten und gleichzeitig umstrittensten Mittel zur Linderung der Symptome ist Ritalin. Eine gute Alternative zu diesem Medikament bilden verschiedene Gemmomittel, die Verhaltenstherapien begleiten können. Hier kommt eine Mischung aus **Hänge- und Moorbirke** zum Einsatz, da sie entspannen, die Aufmerksamt und Konzentration sowie die Entwicklung des Kindes fördern.

Allgemeine Dosierungshinweise:
Dosierung bei der alleinigen Verwendung der Birkenmischung: 3-mal täglich 3 Sprühstöße.
Kombiniert werden kann die Birkenmischung mit der Linde. In diesem Fall ändert sich die Dosierung.
Dosierung der Birkenmischung: morgens und abends je 3 Sprühstöße und zusätzlich
Dosierung der Silberlinde: mittags und vor dem Schlafengehen jeweils 3 Sprühstöße.
Bei **Kindern** reduziert sich die Dosierung jeweils von 3 auf 2 Sprühstöße.

Beschwerden / Krankheiten:	**Gemmomittel:**
Akne	Hagebutte, Schwarze Johannisbeere, Ulme und Walnuss
Allergien (wie Heuschnupfen)	Birke, Hagebutte, schwarze Johannisbeere, Schwarzerle und wolliger Schneeball
Altersbeschwerden (wie Gelenkentzündungen, -verschleiß, Gleichgewichtsstörungen, Konzentrationsschwäche)	Mammut und Olive – siehe auch Wechseljahre bei Frauen- und Männerleiden
Alzheimer	Grauerle
Antriebsschwäche	Eiche
Arteriosklerose	Feldahorn und Olive – siehe auch Herz-Kreislauf-Erkrankungen

Beschwerden / Krankheiten: Arthritis und Arthrose
Gemmomittel: Bergföhre, Besenheide, Birke, Esche, Preiselbeere, Wacholder, Walnuss und Weinrebe

Arthritis und Arthrose sind beides Erkrankungen, die schmerzhafte Entzündungen in den Gelenken als Symptome aufweisen. Die Behandlungsmethoden sind ähnlich, die Ursachen unterscheiden sich jedoch. **Arthritis** geht mit Schmerzen einher, die Folge sind von einer Entzündung in den Gelenken, vorzugsweise an den Fingergelenken. Es kommt zu Rötungen und Schwellungen der betroffenen Gelenke. Auslöser sind oftmals Immunreaktionen und Krankheitserreger wie Bakterien und Viren. Die Schmerzen sind auch im Ruhezustand vorhanden.

Arthrose ist eine alternsbedingte, degenerative Gelenkserkrankung, die zum Verschleiß von Gelenkknorpel führt. Hierbei reibt sich der Knorpel an den Gelenken ab. Besonders betroffen sind dabei die Hände, die Hüfte und der Kniegelenkknorpel. Die teils sehr starken Schmerzen treten hauptsächlich bei Bewegung auf. In beiden Fällen kann das Gemmospray der **Esche** unterstützen, das bevorzugt bei entzündlichen Bindegewebserkrankungen eingesetzt wird. Sie lindert die Schmerzen und wirkt entzündungshemmend. Zudem stärkt sie die Bänder und Sehnen. In Verbindung mit den Gemmomazeraten der **Bergföhre und Weinrebe** wird sie als Komplexmittel über einen längeren Zeitraum eingenommen.

Allgemeine Dosierungshinweise:
Dosierung der 3er-Mischung (Esche, Bergföhre und Weinrebe): 3- bis 6-mal täglich 3 Sprühstöße.

Beschwerden / Krankheiten: Atemwegserkrankungen (wie beispielsweise Asthma, Bronchitis, Erkältung, Husten, Lungenentzündung)
Gemmomittel: Bergföhre (Bergkiefer), Brombeere, Ess- und Rosskastanie, Edeltanne, Esskastanie, Hagebutte, Hainbuche, Hasel, Rosmarin, schwarze Johannisbeere, Schwarzerle,Weinrebe und wolliger Schneeball

Wie wichtig freie **Atemwege** und eine gesunde Atmung sind, erkennen wir meist erst dann, wenn wir mit einer Erkältung niederliegen und uns mit einer verstopften Nase und Stirnhöhle durch die Nacht quälen. Unsere Atmung reagiert jedoch auf jegliche Belastung von außen und innen und jedweder Stress beeinflusst diese zusätzlich. Eine schnelle Linderung zu verschaffen, die zudem keine belastenden Nebenwirkungen aufweist, ermöglichen die Mittel der Gemmotherapie.

Eine Erkältung oder ein grippaler Infekt (Influenza, hervorgerufen durch einen Virus), ob nun mit einem milden Verlauf oder hartnäckig, lässt sich mit etwas Geduld, viel Ruhe und genügender Flüssigkeit in den Griff bekommen. Unterstützen können wir die Heilwerdung u. a. mit dem Gemmospray der **schwarzen Johannisbeere**. Vorzugsweise sollten Sie bereits bei den ersten Anzeichen umgehend mit der Einnahme beginnen.

Allgemeine Dosierungshinweise:
Dosierung: mehrmals täglich (ca. 10- bis 15-mal) während der ersten zwei Tage je 1 Sprühstoß.

Zusätzlich können Sie die Behandlung mit **Komplexmitteln wie Hainbuche, Rosmarin und Schwarzerle** unterstützen, da sich die Wirkung dieser Pflanzen sehr gut mit denen der schwarzen Johannisbeere ergänzen.

Allgemeine Dosierungshinweise:
Dosierung: ab dem 3. Tag zweimal täglich je 2 - 3 Sprühstöße.

Beschwerden / Krankheiten:	**Gemmomittel:**
Augenprobleme (wie Kurzsichtigkeit, Weitsichtigkeit, Augenentzündung)	Heidelbeere
Bänder- und Sehnenprobleme	Esche und Mammutbaum
Bakterielle Erkrankungen (wie Keuchhusten, bakterielle Mittelohrentzündung, Scharlach, Tripper)	Heidelbeere und Walnuss

Beschwerden / Krankheiten: Bettnässen
Gemmomittel: Feigenbaum und Linde

Von **Bettnässen** spricht man, wenn Kinder, die älter als fünf Jahre sind, nachts wiederholt ins Bett machen, ohne dass dafür eine körperliche Ursache vorliegt. Dies kann ein- bis zweimal im Monat geschehen oder aber auch mehrmals die Woche. Besonders Jungen leiden darunter. Der Grund für dieses Verhalten ist eine Entwicklungsstörung, sodass die Kommunikation zwischen der Harnblase und dem Gehirn noch nicht vollständig funktioniert. In jedem Fall sollte abgeklärt werden, ob bei dem betroffenen Kind organische Ursachen vorliegen oder es sich um ein psychisches Problem handelt. Abhilfe schaffen kann hier die **Feige**, da sie angstlösend und krampflösend auf den Betroffenen einwirkt.

Allgemeine Dosierungshinweise:
Dosierung: 3- bis 6-mal täglich 3 Sprühstöße.

Zusätzlich sollte das Gemmo-Spray der Linde verwendet werden, da es das Kind beruhigt und entspannt.

Allgemeine Dosierungshinweise:
Dosierung: jeweils 3 Sprühstöße täglich vor dem Schlafengehen. Ist ein Malheur geschehen, kann das Mittel auch nachts wiederholt eingenommen werden.

Beschwerden / Krankheiten: Bewegungsapparat (wie Arthrose, Gicht, Osteoporose, Rheuma oder Sehnen-, Bänder- und Muskelbeschwerden)
Gemmomittel: Bergkiefer, Esche, Mammut und Weinrebe

Ob wir uns gerade fortbewegen, am Computer sitzen, essen oder ruhen, unser Körper ist ständig in Bewegung. Bewegung ist es auch, die uns aktiv am Leben teilhaben lässt. Wenn wir jedoch aufgrund eines Unfalls, einer Sportverletzung oder Krankheit in unserer Mobilität eingeschränkt sind, kann dies auch fatale Folgen auf unser komplettes Körpersystem haben. Unsere Muskulatur baut rapide ab und überschüssiges Körperfett häuft sich in der Regel rapide an. Die Blutzuckerwerte steigen und das Herz-Kreislauf-System sind in Mitleidenschaft gezogen. Gerade bei akuten Beschwerden können Gemmotherapeutika optimal den Gesundungsvorgang unterstützen.

Bänder-, Muskel- und Sehnenbeschwerden tauchen auf, wenn diese überbeansprucht werden. Gerade bei Hobbies (wie Stricken) und Sport (Tennis, Fußball etc.) kann dies sehr schnell geschehen. Wer nicht bei den ersten Anzeichen die betroffenen stellen kühlt und ruhigstellt, wird höchstwahrscheinlich mit einer Entzündung rechnen müssen. Hier kann der Mammutbaum Abhilfe leisten. Seine Wirkstoffe machen die Bänder und Sehnen geschmeidig, unterstützen schwaches Bindegewebe und vitalisieren das gesamte Knochengerüst.

Allgemeine Dosierungshinweise:
Dosierung: 3- bis 6-mal täglich 3 Sprühstöße über mehrere Wochen einnehmen.

Auch in diesem Fall gibt es Komplexmittel, welche den Heilungsverlauf noch verkürzen können. Diese Mischung besteht aus drei verschiedenen Knospen: **Bergkiefer, Esche und Weinrebe**. Ihre Wirkungsweisen finden Sie, wie alle hier genannten Pflanzen, in dem Kapitel „Knospenkunde von A - Z".

Allgemeine Dosierungshinweise:
Dosierung: 3- bis 6-mal täglich 3 Sprühstöße über mehrere Tage.

Beschwerden / Krankheiten:	Gemmomittel:
Bindegewebsschwäche	Mammutbaum

Beschwerden / Krankheiten: Blutdruck, erhöht
Gemmomittel: Esche, Olive und Weißdorn

Bei **erhöhtem Blutdruck** ist es ausschlaggebend, dass dieser schnellstmöglich wieder gesenkt wird. Hier kommen 3 Gemmo-Sprays besonders in Frage.
1. die **Esche**, die zusätzlich den Blutzuckerspiegel senkt, den Cholesterinspiegel reguliert und bei Gift hilft
2. der **Olivenbaum**, der die Arterien vor Verkalkung schützt, den erhöhten Cholesterinspiegel senkt und zudem gefäßschützend wirkt und
3. der **Weißdorn** xxx, der darüber hinaus gefäßerweiternd wirkt.

Allgemeine Dosierungshinweise:
Dosierung (bei allen Mitteln gleich): 3- bis 6-mal täglich 3 Sprühstöße, bis der Blutdruck wieder einen annehmbaren Wert erreicht hat.

Beschwerden / Krankheiten:	Gemmomittel:
Blutdruck, niedrig	Eiche, Rosmarin und Weißdorn
Blutreinigung	Besenheide, Birke, Rosskastanie, Walnuss und Weinrebe
Blutstillung	Rosskastanie
Blutzuckerspiegel, erhöht	Esche, Heidelbeere, Olive und Walnuss
Boreout-Syndrom	Eiche

Beschwerden / Krankheiten: Burnout-Syndrom
Gemmomittel: Eiche und Mammutbaum

Das **Burnout-Syndrom** entsteht häufig durch persönliche Krisen und wird durch andauernden Stress und Überlastung (häufig am Arbeitsplatz) hervorgerufen. Besonders erschöpfte und / oder unruhige Menschen neigen dazu an diesem Syndrom zu erkranken. Als „Erste-Hilfe-Mittel" wird hier die **Silberlinde** gegeben, damit der Betroffene schnell wieder zur Ruhe kommt, um neue Kräfte tanken zu können.

Allgemeine Dosierungshinweise:
Dosierung: 3-mal täglich 3 Sprühstöße über mehrere Wochen und bei Bedarf, wenn der Stress gerade akut ist.

Natürlich ist es nicht ausreichend, auf Medikamente zurückzugreifen. Der Betroffene sollte in jedem Fall prüfen, wie er seinen Lebensrhythmus und die bisherigen Gegebenheiten in der Arbeit und im Privatleben auf Dauer positiv verändern kann. Niemanden ist damit geholfen, sich nur den Symptomen einer Krankheit zuzuwenden. Es ist stets zu empfehlen, Ursachenforschung zu betreiben, um sich nicht nach kurzer Zeit nicht wieder mit den gleichen oder ähnlichen Beschwerden auseinandersetzen zu müssen.

Beschwerden / Krankheiten: Cholesterinspiegel
Gemmomittel: Birke, Esche, Olive, Ulme, Wacholder und Walnuss

Cholesterin ist ein Lipid (wasserunlöslicher Naturstoff), der für verschiedene Körperfunktionen wichtig ist. Leiden Sie jedoch unter einem **erhöhten Cholesterinspiegel**, kann dies gefährlich werden, denn dieser kann zur Arteriosklerose, Durchblutungsstörungen, Herzinfarkt oder Schlaganfall führen. Eine ausgewogene Ernährung mit Nahrungsmitteln wie Avocados, Fischsorten, die einen hohen Gehalt an ungesättigten Fettsäuren enthalten, Gemüse, Hülsenfrüchte, Knoblauch, Kurkuma, Nüsse, Obst, Olivenöl und Vollkornprodukte sowie die Reduzierung von Lebensmitteln, die raffinierte Kohlenhydrate und Zucker enthalten, kann die Cholesterinwerte verbessern. Zusätzlich unterstützen Gemmomitteln wie **Birke, Esche, Olive, Ulme Wacholder und Walnuss**. Jedes dieser Mazerate für sich stellt schon eine große Hilfe dar und tatsächlich ist hier nun Ihr Bauchgefühl gefragt, für welches der Mittel Sie sich entscheiden. Sollten Sie also von dieser Krankheit betroffen sein, blicken Sie noch einmal zurück auf das Kapitel „Knospenkunde A – Z", schauen Sie sich die einzelnen Informationen in Ruhe an, um herauszufinden, welches Mittel zu Ihnen passt.

Allgemeine Dosierungshinweise:
Dosierung (für alle obengenannten Gemmo-Sprays): 3- mal täglich 3 Sprühstöße.

Beschwerden / Krankheiten:	**Gemmomittel:**
Depressionen	Birke, Feigenbaum und Linde
Demenz	Schwarzerle
Diabetes	Esche, Heidelbeere und, Walnuss
Drüsenerkrankungen (wie Kropf, Morbus Basedow und Schilddrüsenentzündung)	Eiche, Wacholder und wolliger Schneeball
Durchblutungsstörungen	Bergföhre, Edeltanne, Esskastanie, Olive, Wacholder, Weinrebe und Weißdorn
Ekzeme	Besenheide, Hasel, Rosmarin, schwarze Johannisbeere, Schwarzerle, Ulme, Walnuss und Weinrebe
Entgiftung	Birke, Esche, Ess- und Rosskastanie, Preiselbeere und schwarze Johannisbeere
Entzündungen (innen und außen)	Bergföhre, Besenheide, Birke, Edeltanne, Esche, Esskastanie, Feigenbaum, Hagebutte, Hainbuche, Hasel, Heidelbeere, Himbeere, Preiselbeere, Rosmarin, schwarze Johannisbeere, Schwarzerle (auch bei eitrigen Entzündungen!), Ulme, Wacholder, Walnuss und Weinrebe (hier vor allem bei chronischen Entzündungen)
Erschöpfungszustände (wie Abgeschlagenheit, anhaltende Müdigkeit, Schwächegefühle)	Eiche, Ess- und Rosskastanie, Feigenbaum, Hasel, Mammutbaum, Rosmarin, schwarze Johannisbeere, Weinrebe und Weißdorn
Essstörungen (wie Appetitlosigkeit, Bulimie, Magersucht)	Esche, Feigenbaum, Linde, Rosmarin, Wacholder und Walnuss
Fieber	Eiche, Esche, Hagebutte und Hasel

Beschwerden / Krankheiten: Frauenleiden (wie Menopause, PMS, Unterleibskrämpfe, Wechseljahre)
Gemmomittel: Feige, Hänge- und Moorbirke, Himbeere, Olivenbaum, Preiselbeere, Rosmarin und Weißdorn - siehe auch hormonelle Beschwerden

Zu den typischen **Frauenerkrankungen** zählen vor allem sämtliche Beschwerden, die vor, während und nach der Menstruation auftreten, sowie in der Menopause (letzte Regelblutung – das Ende der Fortpflanzungsfähigkeit) und während des Klimakteriums (in den Wechseljahren). Diese sind:

- Abgeschlagenheit
- Beklemmungsgefühle
- Blasenschwäche
- Blutungen (übermäßig stark, schmerzhaft und / oder unregelmäßig)
- Depressive Verstimmungen
- Gelenkschmerzen
- Gewichtszunahme
- Haarausfall, der vorübergehend vermehrt auftritt
- Haarwuchs im Gesicht (vermehrter), hervorgerufen durch einen Überschuss an Testosteron)
- Harnwegsinfektionen (vermehrte)
- Herzklopfen
- Kopfschmerzen oder Migräne
- Launenhaftigkeit
- Leistungsfähigkeit ist eingeschränkt
- Müdigkeit
- Osteoporose – hier ist das Risiko der Erkrankung zweimal so hoch wie bei den Männern
- PMS (prämenstruelles Syndrom)
- Reizbarkeit
- Rückenschmerzen
- Scheidentrockenheit
- Schlafstörungen
- Schmerzen
- Traurigkeit
- Trockene Haut und Schleimhäute
- Unterbauchkrämpfe und -schmerzen
- Überempfindlichkeit
- Verlust der Libido
- Wassereinlagerungen

Viele Frauen haben für sich herausgefunden, dass es ihnen guttut, in dieser Zeit der Umstellung verschiedene Hormonpräparate und Sojaprodukte zu sich zu nehmen, auf eine abwechslungs- und vitalstoffreiche Ernährung umzustellen, (mehr) Sport und Yoga zu machen und zu meditieren. Doch das ist oft nicht genug für eine Frau, um sich wirklich wohl in ihrer Haut zu fühlen. Wie wir bereits erfahren haben, ist die **Himbeere** ein bewährtes Mittel in der Frauenheilkunde. Die Inhaltsstoffe dieser Knospen enthalten östrogenartige Stoffe. Besonders **während der Menstruation** sowie bei den damit einhergehenden Stimmungsschwankungen ist dieses Gemmomazerat besonders gut geeignet.

Allgemeine Dosierungshinweise:
Dosierung: 3-mal täglich 3 Sprühstöße während der Menstruation, in den Wechseljahren die gleiche Dosierung, nur über mehrere Monate.

Ein weiteres, wertvolles Gemmomittel ist die **Feige**, da sich auf das Nervensystem beruhigend wirkt. Sie kann durch ihre entspannenden Inhaltsstoffe Schmerzen auflösen.

Allgemeine Dosierungshinweise:
Dosierung: 3- bis 6-mal täglich 3 Sprühstöße kurz vor und zu Beginn der Monatsblutung, aber bei anhaltenden Beschwerden auch gern über mehrere Wochen.

Das prämenstruelle Syndrom (**PMS**) wird durch Hormonschwankungen hervorgerufen. Die typischen Beschwerden hierfür können bis zu zwei Wochen vor der Menstruation auftreten und verschwinden dann meist mit Beginn der ersten Blutung. Auch hier hilft die **Himbeere**, in dem sie die von den Eierstöcken produzierten Hormone im Gleichgewicht hält.

Allgemeine Dosierungshinweise:
Dosierung: 3-mal täglich 3 Sprühstöße, hier ist auch eine Anwendung über 3 Monate möglich.

Als Komplexmittel kann eine **Mischung aus Hängebirke und Moorbirk**e genutzt werden. Diese unterstützt den Körper dabei, Kopfschmerzen zu reduzieren, das Spannungsgefühl in den Brüsten zu minimieren und mögliche Wassereinlagerungen sanft auszuleiten.

Allgemeine Dosierungshinweise:
Dosierung: 10 Tage vor dem Beginn der Menstruation 3-mal täglich 3 Sprühstöße.

Die **Postmenopause** beginnt etwa ein Jahr nach der letzten Regelblutung und ist der letzte Abschnitt der Wechseljahre der Frauen. Der Zeitraum kann sich bis zu 15 Jahre hinziehen und die Wechseljahre enden in der Regel zwischen dem 60. Und 65. Lebensjahr. Behandelt wird mit der **Himbeere**.

Allgemeine Dosierungshinweise:
Dosierung: 3-mal täglich 3 Sprühstöße über mehrere Monate.

Als Komplexmittel wird hier der **Olivenbaum, die Preiselbeere, der Rosmarin und Weißdorn** empfohlen. Diese Mischung beugt sowohl Arteriosklerose als auch dem stoffwechselbedingten Syndrom vor und reguliert den Blutdruck und die Cholesterinwerte. Zudem schützt es die Gefäße und stärkt das Herz-Kreislauf-System.

Allgemeine Dosierungshinweise:
Dosierung: 3- bis 6-mal täglich 3 Sprühstöße über einen längeren Zeitraum.

Die **Wechseljahre** bereiten den meisten Frauen beträchtliche Probleme, die sich physisch und psychisch auswirken können. Durch das hier auftretende Hormonungleichgewicht kommt es, abgesehen von den oben bereits erwähnten Symptomen, zusätzlich zu Hitzewallungen, Nervosität und plötzlichen Schweißausbrüchen. Um die Hormone im Gleichgewicht zu halten, wird ebenfalls auf die **Himbeere** zurückgegriffen.

Allgemeine Dosierungshinweise:
Dosierung: 3-mal täglich 3 Sprühstöße über mehrere Monate.

Zusätzlich unterstützt die **Preiselbeere** aufgrund ihrer östrogenartigen Wirkung. Dieses Gemmomittel fördert die Aufnahme von Kalzium, beugt somit einer möglichen Osteoporose vor (oder verlangsamt zumindest ihre Entwicklung) und lindert die unangenehmen Hitzewallungen.

Allgemeine Dosierungshinweise:
Dosierung: 3- bis 6-mal täglich 3 Sprühstöße, gern auch über einen längeren Zeitraum

Die **Grauerle und der Weißdorn** sind ebenfalls sehr hilfreich, wenn es darum geht, hormonelle Störungen zu regulieren und Frauen damit unbeschwerter durch das Klimakterium und die Menopause zu bringen.

Allgemeine Dosierungsempfehlung:
Dosierung: jeweils 3-mal täglich 3 Sprühstöße, gern auch über einen längeren Zeitraum

Beschwerden / Krankheiten:	Gemmomittel:
Gallenerkrankungen	Rosmarin, Schwarzerle, Wacholder und Walnuss
Gastritis	Schwarzerle und schwarze Johannisbeere
Gelenkbeschwerden	Bergföhre, Birke, Esche, Esskastanie, schwarze Johannisbeere, Walnuss und Weinrebe
Gefäßerkrankungen (wie Arteriosklerose, Thrombose und periphere arterielle Verschlusskrankheit PAKV)	Eiche, Esche, Ess- und Rosskastanie, Hasel, Heidelbeere, Olive, Rosmarin, schwarze Johannisbeere, Schwarzerle, Walnuss, Weinrebe und Weißdorn

Beschwerden / Krankheiten: Gicht
Gemmomittel: Besenheide, Bergkiefer, Esche, Feldulme, Rosmarin, schwarze Johannisbeere, Ulme, Wacholder, Walnuss und Weinrebe

Gicht ist eine chronische Stoffwechselerkrankung, die äußerst schmerzhafte Entzündungen in den Gelenken verursacht. Hervorgerufen wird sie durch eine überhöhte Harnsäurekonzentration (Hyperurikämie) im Blut, die sich als Kristalle u. a. in den Gelenken einlagern, vorwiegend in den Fingern und Füßen. Mit ihr gehen Entzündungen, starke Schmerzen und Gelenkschäden und Veränderungen in den Nieren einher. Der Beginn dieser Krankheit liegt meist am Grundgelenk des großen Zehs, hervorgerufen durch eine erhöhte Einnahme von Alkohol und Nahrung, vor allem Eiweiß und Fleisch. Daher sollte vor allem auf Alkohol, fleischhaltige Nahrung (vor allem rotes Fleisch und Geflügel sowie auf Meeresfrüchte und bestimmte Gemüsesorten wie Blumenkohl, Champignons, Spargel und Spinat verzichtet werden. Neben einer ausgewogenen Ernährung und einer gesunden Lebensweise hilft hier das Gemmomittel der **schwarzen Johannisbeere** ganz besonders bei akuten Gichtschüben.

Allgemeine Dosierungshinweise:
Dosierung: 6- bis 10-mal täglich 2 Sprühstöße für eine Woche.

Als Komplexmittel kann nach sieben Tagen eine Mischung von **Bergkiefer, Esche, Feldulme und Weinrebe** gegeben werden.

Allgemeine Dosierungshinweise:
Dosierung: morgens und abends jeweils 3 Sprühstöße.

In Kombination mit einer Mischung von **Bergkiefer, Esche, Wacholder und Weinrebe** kann die Ausleitung der überschüssigen Harnsäure noch gefördert und der Harnsäurespiegel im Blut gesenkt werden.

Allgemeine Dosierungshinweise:
Dosierung für das Bergkiefer-, Esche- und Weinrebe-Gemisch: morgens und abends jeweils 3 Sprühstöße.
Dosierung des Wacholdersprays: mittags und kurz vor dem Schlafengehen jeweils 3 Sprühstöße.

Beschwerden / Krankheiten:	**Gemmomittel:**
grippale Infektionskrankheiten (Fieber, Hals-, Muskel- und Kopfschmerzen, Schüttelfrost, trockener Reizhusten)	Bergföhre, Besenheide, Edeltanne, Esskastanie, Hagebutte (Heckenrose), Hainbuche, Hasel, schwarze Johannisbeere, Schwarzerle und Wacholder
Gürtelrose	Schwarzerle und Ulme
Haare	Birke, Heidelbeere und Rosmarin
Hämorrhoiden	Edelkastanie, Rosmarin, Wacholder und Walnuss

Beschwerden / Krankheiten: Halsschmerzen
Gemmomittel: Birke, Hainbuche, Hagebutte, Hasel, Rosmarin, schwarze Johannisbeere, Schwarzerle und Walnuss

Halsschmerzen, Heiserkeit und Schluckbeschwerden tauchen zwar nicht immer im Zusammenhang mit einer Erkältung oder Grippe auf, sind deswegen jedoch nicht weniger unangenehm. Meistens werden Entzündungen im Rachenraum durch Viren hervorgerufen. Auch hier ist die Einnahme der **schwarzen Johannisbeere** zu empfehlen.

Allgemeine Dosierungshinweise:
Dosierung bei Erwachsenen: 2 Tage lang dreimal täglich 2 Sprühstöße
Dosierung bei Kindern: 2 Tage lang dreimal täglich 1 Sprühstoß
Ist nach 48 Stunden keine merkliche Besserung zu spüren, wechseln Sie danach zur Einnahme von **Hagebutte**. Dieses Gemmospray sollten Erwachsene bis zu sechsmal täglich mit 2 – 3 Sprühstößen anwenden, Kinder wiederum nur 1 Sprühstoß.

Beschwerden / Krankheiten:	Gemmomittel:
Harnwegsleiden	Besenheide, Birke, Edeltanne, Esche, Heidelbeere, Preiselbeere, Rosmarin, Rosskastanie, schwarze Johannisbeere, Wacholder, Walnuss und Weinrebe – siehe auch siehe Nieren- und Blasenbeschwerden

Beschwerden / Krankheiten: Hauterkrankungen (wie Akne, Herpes und Neurodermitis)
Gemmomittel: Besenheide, Feigenbaum, Hänge- und Moorbirke, Hainbuche, Haselstrauch, Heidelbeere, Rosmarin, schwarze Johannisbeere, Schwarzerle, Ulme, Wacholder, Walnuss und Weinrebe

Hauterkrankungen
Unser größtes Organ ist die Haut. Sie ist sehr empfindsam und benötigt besondere Aufmerksamkeit und Zuwendung. Bedauerlicherweise gibt es nur allzu viele Krankheiten, die unsere Haut und somit unser ganzes Wesen merklich beeinträchtigen können. Lassen Sie uns die bekanntesten Hautleiden nun näher betrachten und wie die Gemmotherapeutika uns hier unterstützen können.

Akne ist sicher den meisten Lesern ein Begriff, da jeder von uns früher oder später in seiner Jugend die Pubertät durchleben durfte. Bevorzugt traten Pickel und auch Mitesser an Hautpartien auf, die auch ganz sicher nicht zu übersehen waren: im Gesicht, auf dem Rücken oder eben auch auf dem Dekolleté. Verantwortlich dafür ist die Hormonumstellung unseres Körpers gewesen, der nun vom Kind zum Erwachsenen reifte. Wer heute selbst pubertierende Kinder hat, weiß spätestens jetzt, dass eine gründliche tägliche Reinigung und reichlich gesundes Wassertrinken diese Phase positiv unterstützen kann. Zusätzlich helfen hier auch folgende Gemmomittel:

Hier wird mit dem „Alleskönner" – die **schwarze Johannisbeere** – behandelt.

Allgemeine Dosierungshinweise:
Dosierung: 3-mal täglich 3 Sprühstöße während einem Zeitraum von ca. 6 Wochen.

Falls bis dahin die Akne nicht vollständig abgeklungen ist, sollten zu dem Gemmo-Spray der **Ulme** gegriffen werden.

Allgemeine Dosierungshinweise:
Dosierung: morgens und abends je 3 Sprühstöße.

Zusätzlich sollte eine Mischung der **Hängebirke und der Moorbirke als Komplexmittel** genutzt werden, da diese das Ausleiten von Schadstoffen aus dem Organismus begünstigt.

Allgemeine Dosierungsempfehlung:
Dosierung: kurz vor dem Zubettgehen 3 Sprühstöße.

Akute Ekzeme sind mindestens genauso unangenehm wie Akne oder gewöhnliche Pickel, die sich u. a. durch Rötungen der betroffenen Stellen zeigen. Doch zusätzlich können sich auch Bläschen bilden und / oder die Ekzeme jucken, nässen und die Haut schuppt sich an dieser Stelle. Ausgelöst werden sie oftmals durch Allergien, Bakterien, Pilze, Viren und äußere Einflüsse. Die häufigste Form ist das „atopische Ekzem", dass umgangssprachlich als „Neurodermitis" bekannt ist, eine chronisch entzündliche Hauterkrankung, die normalerweise in Schüben auftritt. Das erste Gemmomittel, das hier angewendet werden sollte, ist die **schwarze Johannisbeere**.

Allgemeine Dosierungshinweise:
Dosierung: 3- bis 6-mal täglich 3 Sprühstöße über einen Zeitraum von 2 bis 3 Wochen.

Zusätzlich kann eine Mischung aus **Hainbuche, Rosmarin und Schwarzerle** die auftretenden Entzündungen hemmen.

Allgemeine Dosierungshinweise:
Dosierung: morgens und abends je 2 - 3 Sprühstöße.

Ekzeme können auch in länger andauernd und **chronisch** auftreten. Hier ist die Haut eher schuppige und trockene Haut. Bei der chronischen Erkrankung sollten Sie dem Gemmospray der Ulme vertrauen.

Allgemeine Dosierungshinweise:
Dosierung: 3- bis 6-mal täglich 3 Sprühstöße über einen längeren Zeitraum.

Wenn Sie das Gefühl haben, dass die Ulme allein als Therapeutikum nicht ausreicht, können Sie zusätzlich entweder nur die **Weinrebe** oder ein **Komplexmittel von der Besenheide, der Hasel, dem Walnussbaum und der Weinrebe** nutzen, um das Immunsystem zu stärken und den entzündlichen Prozessen entgegenzuwirken.

Allgemeine Dosierungshinweise:
Dosierung: mittags und vor dem Schlafengehen je 2 - 3 Sprühstöße.

Fieberblasen, auch bekannt als **Herpes oder Lippenherpes**, ist ebenfalls eine weit verbreitete Hauterkrankung. Sie treten häufig im Mundbereich als kleine, schmerzhafte Bläschen an der Ober- oder Unterlippe auf. Leider ist Herpes ansteckend, denn wenn die Bläschen infektiös sind, kann es zur Ausscheidung von Viren kommen. Empfohlen wird hier wiederum die **schwarze Johannisbeere**.

Allgemeine Dosierungshinweise:
Dosierung: Sobald erste Symptome (wie Kribbeln) wahrgenommen werden, sofort mehrmals 10- bis 15-mal täglich je 1 Sprühstoß direkt auf die betroffene Stelle.

Als zusätzliches Gemmomittel sollte die **Ulme** genutzt werden, da sie besonders bei wiederkehrenden Hauterkrankungen unterstützen kann.

Allgemeine Dosierungshinweise:
Dosierung: 2- bis 3-mal täglich 3 Sprühstöße, mindestens für 2 – 3 Monate.

Die **Gürtelrose** zählt zu den viralen Infekten und tritt häufig im fortgeschrittenen Alter auf. Hier kommt es zu einer Bläschenbildung auf der Haut, die sehr schmerzhaft sein kann. Grund für die Erkrankung sind Windpocken, die ein Mensch als Kind erlebt hat und von denen Viren im Körper verblieben sind, bis sie durch irgendetwas „ausgelöst" werden. Leider ist bis zu dem heutigen Tag nicht bekannt, was genau diese Auslöser sein können. Da ein unzureichendes Immunsystem und Stress das Aufflammen der Gürtelrose jedoch begünstigen, wird zur Einnahme einer Mischung folgender Sprays als Komplexmittel geraten: **Hainbuche, Rosmarin und Schwarzerle**. Die Behandlung sollte möglichst sofort nach Ausbruch der Erkrankung beginnen.

Allgemeine Dosierungshinweise:
Dosierung: 6-mal täglich 3 Sprühstöße

Die Ulme kann zusätzlich die Beschwerden lindern und antientzündlich und juckreizmindern wirken.

Allgemeine Dosierungshinweise:
Dosierung: 3- bis 6-mal täglich 3 Sprühstöße

ACHTUNG:
Hier sollte die Gemmotherapie in jedem Fall nur begleitend sein. Bei einer Gürtelrose ist es in jedem Fall ratsam, sofort den Arzt Ihres Vertrauens zu konsultieren, um mögliche Komplikationen zu vermeiden.

Die **Schuppenflechte**, auch bekannt als Psoriasis, ist genetisch bedingt und vorwiegend auf der Kopfhaut, an den Außenseiten der Arme und Beine, den Ellbogen sowie Knien und am Schienbein zu finden. Weiterhin können die Gefäße, unser Herz, die Leber und sämtliche Stoffwechselvorgänge dadurch beeinträchtigt werden. Bei dieser Erkrankung hilft die **schwarze Johannisbeere**, da sie eine ähnliche Wirkung wie Cortison aufweist und in dem betroffenen Bereich die Entzündung hemmen und den Juckreiz mindern kann.

Allgemeine Dosierungshinweise:
Dosierung: 3- bis 6-mal täglich 3 Sprühstöße über einen Zeitraum von 2 – 3 Wochen.

Auch hier sollte **zusätzlich die Ulme** als das wichtigste Gemmomittel für die Haut verwendet werden.

Allgemeine Dosierungshinweise:
Dosierung: 3- bis 6-mal täglich 3 Sprühstöße, ebenfalls über einen Zeitraum von 2 – 3 Wochen.

Warzen treten vorwiegend an den Händen und Füßen auf, sind jedoch auch am ganzen Körper zu finden. Sie sind viral bedingt und können daher auch sehr ansteckend sein. Auffallend ist, dass Warzen gerade dann in Erscheinung treten, wenn es im Leben einen bemerkenswerten Wandel gibt (z. B. die Einschulung oder die Arbeitsstelle wird gewechselt). Diese Erkrankung steht also im direkten Zusammenhang mit dem Immun- und vegetativen Nervensystem. Das Gemmotherapeutikum **Feige** kann hier Abhilfe schaffen.

Allgemeine Dosierungshinweise:
Dosierung: 3- bis 6-mal täglich 3 Sprühstöße über einen längeren Zeitraum auf die Mundschleimhaut. Zusätzlich können Sie 3-mal täglich 1 Sprühstoß auf die betroffene Hautstelle geben.

Als Komplexmittel ist hier die Mischung von **Besenheide, Hasel, Walnuss und Weinrebe** sehr wirksam, da es sich besonders für chronisch entzündliche Prozesse eignet.

Allgemeine Dosierungshinweise:
Dosierung: 3- bis 6-mal täglich 3 Sprühstöße über einen Zeitraum.

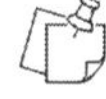

Wichtig:
Besonders bei chronischen Hauterkrankungen wie Neurodermitis sollten Sie einen Arzt oder Heilpraktiker Ihres Vertrauens aufsuchen, um etwaige Komplikationen zu vermeiden.

Beschwerden / Krankheiten:	**Gemmomittel:**
Herpes	Eiche, schwarze Johannisbeere und Ulme
Herzbeschwerden (wie Herzrhythmusstörungen)	Feigenbaum, Rosmarin und Weißdorn

Beschwerden / Krankheiten: Herz-Kreislauf-System (wie Herzinfarkt, Herzinsuffizienz, Schlaganfall)
Gemmomittel: Edelkastanie, Esskastanie, Feige, Heidelbeere, Linde, Olive, roter Hartriegel (besonders bei Nachbehandlungen bei Herzinfarkt und / oder Stentimplantation), Preiselbeere, Rosmarin, Schwarzerle, Walnuss und Weißdorn

Herz-Kreislauf-Erkrankungen
Zu diesen kardiovaskulären Erkrankungen zählen nicht nur Krankheitsbilder wie Bluthochdruck, Herzinsuffizienz (Herzschwäche), Herzrhythmusstörungen und Herzinfarkt, sondern sie umfassen zusätzlich alle weiteren Krankheiten rund um das Herz und die Blutgefäße. Somit zählen auch Erkrankungen wie Arteriosklerose (**eine** Arterienverkalkung, **die zu Durchblutungsstörungen, Herzinfarkt bis hin zum Schlaganfall führen kann**) und Thrombose dazu. Um all diesen Leiden vorzubeugen, ist es ratsam, auf eine gesunde Ernährung und ausreichende, regelmäßige Bewegung zu achten. Auch wenn Sie kein sportlicher Mensch sein sollten, so können Sie doch auf Sportarten zurückgreifen, die als eher sanft beschrieben werden wie beispielsweise Nordic Walking, Pilates, Radfahren, Yoga, Schwimmen, Spazierengehen oder Tai-Chi, da diese gelenkschonend sind und Sie körperlich fit halten können. Um Ihre Gefäße und Ihr Herz zusätzlich auf behutsame Weise zu unterstützen, gibt es auch in der Gemmotherapie verschiedene Ansätze, die Sie für sich in Anspruch nehmen können. Betrachten wir hier vor allem die folgenden Beschwerden:

Herz-Kreislauf-Störungen, zu denen auch ein **erhöhtes Herzinfarktrisiko** zählt, haben wir im Laufe dieses Buches bereits mehrfach besprochen. Hier kommt vor allem der **Weißdorn** zum Einsatz. Er reguliert den Blutdruck, wirkt herz- und kreislaufstärkend, beugt der Verkalkung der Gefäße und einem Herzinfarkt vor und unterstützt sowohl bei Herzschwäche, wie auch bei Herzrasen.

Allgemeine Dosierungshinweise:
Dosierung: 3- bis 6-mal täglich 3 Sprühstöße.

Zusätzlich können Sie noch eine Mischung aus Edel- und Esskastanie sowie Walnuss einnehmen. Falls Sie diese Kombination zusammen mit dem Weißdorn vorziehen, ist folgendes zu beachten:

Allgemeine Dosierungshinweise:
Dosierung des Weißdorns: morgens und abends je 3-mal täglich 3 Sprühstöße.
Dosierung für die Kombimischung: mittags und vor dem Schlafengehen je 3-mal täglich 3 Sprühstöße.

Ein bedenklich **hoher Blutdruck**, teilweise einhergehend mit Schwindel, ist oft die Folge von Arteriosklerose, Bewegungsmangel, salzreicher Ernährung, Funktionsstörungen der Niere und der Schilddrüse, Stress und Übergewicht. Sollten Sie diesbezüglich bereits in Behandlung sein, kann – in Absprache mit Ihrem Arzt – ein Gemmomittel als Begleittherapie hinzugefügt werden. Ein Komplexmittel aus **Olive, Preiselbeere, Rosmarin und vor allem Weißdorn**, das Herzmittel überhaupt, senkt hier den Cholesterinspiegel und schützt die Gefäße.

Allgemeine Dosierungshinweise:
Dosierung: 3-mal täglich 3 Sprühstöße über einen Zeitraum.

Nervöse Herzbeschwerden wird oftmals durch übermäßige Belastung und durch Stress hervorgerufen. Auch hier sollte in jedem Fall erst einmal ein Facharzt konsultiert werden, bevor Sie mit einer Begleittherapie durch Gemmomazerate beginnen. Die **Feige** ist hier besonders gut geeignet, da sie sowohl eine beruhigende Wirkung auf den Herzrhythmus wie auch auf das vegetative Nervensystem hat.

Allgemeine Dosierungshinweise:
Dosierung: 3- bis 6-mal täglich 3 Sprühstöße.

Sollten Sie wahrnehmen, dass dieses Präparat alleine nicht ausreicht, können Sie zusätzlich zur Linde greifen. Sie ist in der Gemmotherapie als „das Beruhigungsmittel“ überhaupt bekannt.

Allgemeine Dosierungshinweise:
Dosierung: 3- bis 6-mal täglich 3 Sprühstöße, entweder über einen längeren Zeitraum oder mit Pausen.

Schwere Beine, Besenreiser, Krampfadern und Venenstauungen zählen ebenfalls zu den Herz-Kreislauf-Erkrankungen. Um derlei Beschwerden zu lindern, empfiehlt es sich, die Beine hochzulegen, kalt zu duschen, Sport zu treiben oder Stützstrümpfe zu tragen.

ACHTUNG:
Sollten Ihre Waden plötzlich sehr hart werden und schmerzen, kontaktieren Sie bitte unverzüglich einen Arzt, da in diesem Fall der Verdacht auf Venenthrombose (Blutgerinnsel bis hin zum Gefäßverschluss) bestehen könnte.

Bei schweren Beinen unterstützt in der Gemmotherapie am besten die **Edelkastanie**.

Allgemeine Dosierungshinweise:
Dosierung: 3- bis 6-mal täglich 3 Sprühstöße.

Beschwerden / Krankheiten:	**Gemmomittel:**
Heuschnupfen	Birke, Hainbuche, Hasel, schwarze Johannisbeere, Wacholder und wolliger Schneeball
Hexenschuss	Esskastanie
Hormonelle Beschwerden	Feige, Hänge- und Moorbirke, Himbeere, Mammutbaum, Olivenbaum, Preiselbeere, Rosmarin, schwarze Johannisbeere, Schwarzerle, Weißdorn und wolliger Schneeball
Immunsystem, geschwächt	Besenheide, Birke, Edeltanne, Ess- und Rosskastanie, Hagebutte, Hainbuche, Heidelbeere, Mammutbaum, Preiselbeere, Rosmarin, schwarze Johannisbeere, Schwarzerle und Walnuss
Infektionskrankheiten, allgemein	Edeltanne und Hagebutte
Ischiasschmerzen	Rosmarin
Juckreiz	Ulme und Walnuss

Knochenbeschwerden (wie Osteoporose)	Bergföhre (Bergkiefer), Birke, Brombeere, Edeltanne, Eiche, Hänge- und Moorbirke, Heidelbeere, Mammutbaum, Preiselbeere und Weinrebe
Knorpelprobleme (wie Arthrose)	Bergföhre (Bergkiefer)
Koliken	Linde
Konzentrationsschwäche	Birke, Linde
Kopfschmerzen	Birke, Feigenbaum, Hagebutte, Hasel, Mammutbaum, Rosmarin und Weinrebe
Krämpfe bzw. Krampfzustände	Edeltanne, Feigenbaum, Hagebutte, Himbeere, Linde, Rosmarin, Rosskastanie, Weinrebe und wolliger Schneeball
Krampfadern	Edel- und Rosskastanie sowie Weinrebe
Kraftlosigkeit	Eiche
Kreislaufbeschwerden (wie Blässe, Herzrasen, niedriger Blutdruck, Ohrensausen, Ohnmacht, Schwarzwerden vor Augen, Schwindel, Übelkeit)	Rosmarin, Rosskastanie, schwarze Johannisbeere, Walnuss und Weißdorn
Leber-Galle-Stoffwechsel	Birke, Walnuss
Lebererkrankungen	Besenheide, Hasel, Mammutbaum, Olive, Rosmarin und Wacholder
Lungenerkrankungen (wie COPD, Lungenemphysem oder -karzinom)	Hasel und wolliger Schneeball
Lympherkrankungen (wie Lymphödeme, geschwollene Lymphknoten, Lymphdrüsenkrebs)	Edel-, Ess- und Rosskastanie sowie Walnuss
Magen-Darm-Trakt, gestört	Besenheide, Esskastanie, Feigenbaum, Linde, Olive, Preiselbeere, Rosmarin, schwarze Johannisbeere, Schwarzerle, Walnuss und Weinrebe – siehe auch Verdauungsbeschwerden

Beschwerden / Krankheiten: Männerleiden
Gemmomittel: Besenheide, Birke, Eiche, Mammutbaum, Olive, Preiselbeere, schwarze Johannisbeere und Weißdorn

Bei **Männerleiden** sind oftmals besonders die männlichen Geschlechtsorgane betroffen. Die häufigsten Erkrankungen sind:

- Bluthochdruck
- Blut im Ejakulat (Samenerguss) oder im Urin
- chronischer Harndrang (die Blase wird nicht vollständig entleert)
- hohe Blutfettwerte
- erhöhte Cholesterinwerte
- Erektionsstörungen
- Gicht
- Impotenz
- erhöhtes Herzinfarktrisiko
- häufiger Harndrang, auch nachts
- Harnverhalt - hier ist das Urinieren gar nicht mehr möglich
- Inkontinenz – Urin und Stuhlgang können nicht mehr kontrolliert gehalten werden
- Kreislauferkrankungen
- Midlife-Crisis (Lebensmittekrise)
- nach dem Urinieren tröpfelt es nach
- Prostatavergrößerungen, gutartig (Prostata = Vorsteherdrüse)
- Prostatakrebs
- schwacher Harnstrahl
- Übergewicht
- Vorhautverengung

Die hier erwähnten und am meisten vorkommenden Erkrankungen haben wir bereits im Vorfeld erläutern. Bei **erhöhtem Blutdruck** kommt der **Weißdorn** zum Einsatz. Auch hier ist die

Allgemeine Dosierungshinweise:
Dosierung: 3- bis 6-mal täglich 3 Sprühstöße.

Die Krankheiten wie Potenzstörungen und Prostatabeschwerden finden Sie im Verzeichnis weiter hinten.

Beschwerden / Krankheiten:	**Gemmomittel:**
Menstruations-, Menopause und prämenstruelle Beschwerden (PMS)	Birke, Himbeere, Rosmarin und wolliger Schneeball – siehe auch Frauenleiden
Migräne	Hagebutte, Rosmarin, schwarze Johannisbeere und Schwarzerle
Milzerkrankungen	Besenheide
Mittelohrentzündungen	Hainbuche, schwarze Johannisbeere und Schwarzerle
Müdigkeit	Birke, Edeltanne und Eiche
Mundschleimhauterkrankungen (wie Aphten, Zahnfleischentzündungen)	Hagebutte, Heidelbeere, schwarze Johannisbeere und Schwarzerle
Muskelbeschwerden	Bergföhre, Edeltanne, Eiche, Hasel, Linde und Mammutbaum
Nasenbluten	Esskastanie
Nasennebenhöhlenentzündungen	Edeltanne, Hainbuche, Schwarzerle und Wacholder
Nervenerkrankungen (wie Alzheimer)	Esche, Esskastanie, Linde, Mammutbaum, Rosmarin, Weinrebe und wolliger Schneeball

Beschwerden / Krankheiten: Nieren- und Blasenbeschwerden (wie Blasenentzündung und -schwäche, Harnwegsprobleme, Nierensteine und Tumore)
Gemmomittel: Besenheide, Birke, Esche, Heidelbeere, Preiselbeere, Rosmarin, schwarze Johannisbeere und Wacholder

---

Nieren- und Blasenbeschwerden

Die Niere ist eines der wichtigsten Organe in unserem Körper. In der chinesischen Medizin wird sie sogar als „Wurzel des Lebens" betrachtet. Sie wirkt wie eine Art Batterie, die – je nach Zustand unserer Niere/n entweder voll aufgeladen oder schnell entladen ist. In ihr sammeln sich im Laufe unseres Lebens verschiedenste Schadstoffe und Toxine (Gifte). Daher sollten wir regelmäßig eine sanfte Entgiftung unseres Körpers vornehmen und die Gifte unbedingt ausleiten. Zudem ist es unerlässlich, ausreichend gutes Wasser zu trinken.

Um Ihren täglichen Flüssigkeitsbedarf einfach errechnen zu können, gilt folgende Formel:

pro Kilogramm eigenes Körpergewicht 30 ml Wasser

Wiegen Sie also beispielsweise 80 Kg, wird eine Wasserzufuhr von 2.400 ml (≙ 2 ½ Liter) /Tag empfohlen.

Menschen, die über Nierenbeschwerden klagen oder zu Nierensteinen neigen, sollten zudem den Genuss von Alkohol vermeiden. Kommt es dennoch zu Nierenbeschwerden, gehen diese mit folgenden Symptomen einher:

Appetitlosigkeit, Brechreiz, kurzzeitiges Einschlafen der Hände und Füße, ungewöhnlich starker Harndrang, dunkle oder fleckige Hautpartien, Juckreiz am ganzen Körper, Nervosität, Schwindelgefühl, ständige Müdigkeit, Wassereinlagerungen in den Beinen (die Knöchel sind oftmals geschwollen.

Bei **Neben- und Nebennierenerkrankungen**, wie z. B. Nierenschwäche, Nierensteine oder schwache Nieren wird das Gemmo-Spray **Wacholder** empfohlen.

Allgemeine Dosierungshinweise:
Dosierung: 3-mal täglich 3 Sprühstöße

Bei akuten **Blasenentzündungen** wirkt vor allem das Gemmomittel der **Preiselbeere**.

Allgemeine Dosierungshinweise:
Dosierung: 3- bis 6-mal täglich 3 Sprühstöße

Wahlweise können Sie aber auch die **Heidelbeere**, die **schwarze Johannisbeere** oder den **Rosmarin** mit der gleichen Dosierung verwenden.

Beschwerden / Krankheiten:	**Gemmomittel:**
Ohrenschmerzen	Hagebutte, Hasel, Rosmarin, schwarze Johannisbeere, Schwarzerle und Walnuss

Beschwerden / Krankheiten: Osteoporose
Gemmomittel: Edeltanne, Hänge- und Moorbirke, Mammutbaum, Preiselbeere und Weinrebe - siehe auch Knochenbeschwerden

An **Osteoporose**, im Allgemeinen als Knochenschwund bekannt, ist eine Skeletterkrankung, unter der vor allem ältere Menschen leiden. Die Knochenmasse nimmt im Laufe des Lebens immer mehr ab, die Struktur der Knochen wird stufenweise zerstört. Die Knochen werden instabil und es kommt leichter zu Knochenbrüchen, insbesondere bei der Wirbelsäule. Da diese Krankheit auch ohne Schmerzen entstehen kann, sind wiederholte, unbegründete Knochenbrüche oft ein Anzeichen dafür. Begünstigt wird sie durch einen Mangel an Vitamin D, unzureichende Bewegung, nach längerer Einnahme von Kortison oder durch Mangel an Kalzium in den Knochen. Ausgewogene Ernährung und etwas Sport können hier Abhilfe schaffen. Obwohl Frauen eher von dieser Krankheit betroffen sind, hilft der **Mammutbaum** hier sowohl den Frauen wie auch den Männern.

Allgemeine Dosierungshinweise:
Dosierung: 3-mal täglich 3 Sprühstöße über mehrere Monate.

Zudem unterstützt das Gemmospray **Moorbirke als Komplexmittel zusammen mit der Hängebirke**. Da Osteoporose häufiger bei Frauen auftritt, wird angeraten, diese Mischung bereits vor Beginn der Wechseljahre zu sich zu nehmen. Übrigens wird zu diesem Komplexmittel auch geraten, wenn eine Schilddrüsenerkrankung vorliegt.

Allgemeine Dosierungshinweise:
Dosierung: 3-mal täglich 3 Sprühstöße über mehrere Monate.

Um zusätzlich den Hormonhaushalt zu regulieren, empfiehlt es sich, das Gemmomittel **Himbeere** einzunehmen. Dies wird als „das Mittel für Frauen" bezeichnet, da es positiven Einfluss auf das Östrogen nimmt.

Allgemeine Dosierungshinweise:
Dosierung: auch hier 3-mal täglich 3 Sprühstöße über mehrere Monate.

Ist die **Osteoporose** jedoch **durch eine längeren Kortisonbehandlung ausgelöst** worden, sollten Sie eher auf die **Preiselbeere** zurückgreifen. Zudem fördert dieses Mazerat die Aufnahme von Kalzium.

Allgemeine Dosierungshinweise:
Dosierung: wiederum hier 3-mal täglich 3 Sprühstöße über mehrere Monate.

Auch die Preiselbeere kann zusammen mit der **Edeltanne, dem Mammutbaum und der Weinrebe** als Mischung eingenommen werden. Dieses Komplexmittel unterstützt den Organismus zusätzlich dabei, kristalline Einlagerungen aufzulösen und die Flexibilität der Gelenke zu verbessern.

Allgemeine Dosierungshinweise:
Dosierung: 3-mal täglich 3 Sprühstöße über mehrere Monate.

Sollte es Ihr Ziel sein, Knochenbrüche nachzubehandeln, um das zerstörte Gewebe zu regenerieren, ist die **Brombeere** das passende Gemmomazerat.

Allgemeine Dosierungshinweise:
Dosierung: 3-mal täglich 3 Sprühstöße über mehrere Monate.

Beschwerden / Krankheiten:	Gemmomittel:
Parkinson	Grauerle

Beschwerden / Krankheiten: Potenzstörung (männliche Sexualstörung)
Gemmomittel: Eiche und Mammutbaum

Der Sammelbegriff **Potenzstörung** geht mit Erektionsstörungen (erektile Dysfunktion) und verminderter Libido einher. Der Mann ist nicht mehr in der Lage, den Beischlaf zu vollziehen. Zu einer Sexualstörung zählt auch eine verminderte Zeugungsunfähigkeit (Infertilität). Bei einer dauerhaften Potenzstörung spricht man von Impotenz. Um diese Störungen zu heilen oder zumindest zu minimieren, können folgende Gemmomittel hilfreich sein: der **Eiche** und des **Mammutbaumes**.

Allgemeine Dosierungshinweise:
Dosierung: jeweils 3-mal täglich 3 Sprühstöße und bei Bedarf die Eiche zusätzlich noch einmal nachts.

Beschwerden / Krankheiten: Prostatabeschwerden
Gemmomittel: Besenheide, Birke, Mammutbaum, Preiselbeere und schwarze Johannisbeere

Die **Prostata** (Vorsteherdrüse) gehört zu den männlichen Fortpflanzungsorganen. Ihre Aufgabe ist es, den Kanal zwischen Blasenentleerung und Ejakulation umzuschalten und einen Teil der Spermaflüssigkeit zu produzieren. Dieses Sekret regt wiederum die Mobilität der Samenfäden an. Sie liegt bei den Männern unterhalb der Harnblase, umgibt einen Teil der Harnröhre und reicht bis zum Beckenboden. Die Größe ist vergleichbar mit einer Kastanie. Bei einer gutartigen Vergrößerung der Prostata kann diese bis zu einer Größe einer Apfelsine heranwachsen. Wenn Sie auf natürliche Heilmittel zurückgreifen wollen, empfiehlt sich hier vor allem die Einnahme folgender Gemmo-Sprays: **Besenheide, Mammutbaum und Preiselbeere**. Hier ist wieder Ihre Intuition gefragt, für welches der Mittel Sie sich entscheiden.

Allgemeine Dosierungshinweise:
Dosierung eines der o. g. Mittel: 3- bis 6-mal täglich 3 Sprühstöße.
Dosierung einer Mischung aller o. g. Mittel: 3-mal täglich 3 Sprühstöße.

Beschwerden / Krankheiten:	**Gemmomittel:**
Psychische Erkrankungen (wie Ängste, Neurosen, Persönlichkeits- und Zwangsstörungen)	Feigenbaum und Linde
Regeneration	Birke
Reinigung, natürliche	Birke, Wacholder und Walnuss
Reizbarkeit	Weißdorn

Beschwerden / Krankheiten: Rheuma
Gemmomittel: Bergföhre (Bergkiefer), Besenheide, Birke, Esche, Esskastanie, Preiselbeere, Rosmarin, Ulme, Walnuss, Weinrebe und wolliger Schneeball

Rheuma entsteht durch eine autoimmune Reaktion des Körpers und ruft eine gelenkzerstörende Entzündung hervor. Tatsächlich wird hier der Knorpel als ein Fremdkörper angesehen und angegriffen und das Gelenk somit zerstört. Die Folge bei beiden Erkrankungen: starke Schmerzen grenzen auch hier den Bewegungsradius deutlich ein. Bei Rheuma ist das Gemmospray der **Preiselbeere** einzunehmen, das ebenfalls über einen längeren Zeitraum eingenommen werden darf.

Allgemeine Dosierungshinweise:
Dosierungsempfehlung: 3- bis 6-mal täglich je 3 Sprühstöße.

Hier kann uns u. a. auch das Gemmospray der **Esche** unterstützen, das bevorzugt bei entzündlichen Bindegewebserkrankungen eingesetzt wird. Sie lindert die Schmerzen und wirkt entzündungshemmend. Zudem stärkt sie die Bänder und Sehnen. In Verbindung mit den Gemmomazeraten der **Bergföhre und Weinrebe** wird sie als Komplexmittel über einen längeren Zeitraum eingenommen.

Allgemeine Dosierungshinweise:
Dosierung der drei Gemmomittel als Komplexmittel: 3- bis 6-mal täglich 3 Sprühstöße

Beschwerden / Krankheiten: Schlafstörungen
Gemmomittel: Besenheide, Feigenbaum, Silberlinde und Weißdorn

Schlafstörungen kommen bei Erwachsenen und leider auch bei Kindern (besonders bei Klein- und Vorschulkindern) vor und gehören mittlerweile zu den häufigsten Verhaltensauffälligkeiten. Einige tun sich schwer mit dem Einschlafen, andere kämpfen dagegen mit Durchschlafstörungen, oder beides. Hier ist die **Linde** ein geeignetes Beruhigungsmittel.

Allgemeine Dosierungshinweise:
Dosierung: eine ½ Stunde vor dem Schlafengeben 1 - 2 Sprühstöße. Bei längerem Wachliegen darf auch gern nachts noch 1 Sprühstoß genommen werden.

Um mögliche Ängste zu reduzieren und das vegetative Nervensystem zu beruhigen, aber auch bei Bauch- und Kopfschmerzen, die den Einschlafprozess ebenfalls beeinflussen können, sollte die **Feige** genutzt werden.

Allgemeine Dosierungshinweise:
Dosierung: eine ½ Stunde vor dem Schlafengeben 1 - 2 Sprühstöße. Bei längerem Wachliegen darf auch gern nachts noch 1 Sprühstoß genommen werden.

Sowohl die Linde als auch die Feige dürfen über einen längeren Zeitraum auch von Kindern eingenommen werden.

Beschwerden / Krankheiten:	**Gemmomittel:**
Schleimhauterkrankungen (wie Magenschleimhautentzündungen)	Birke, Eiche, Feigenbaum, Schwarzerle, Walnuss und Weinrebe
Schmerzen, allgemein	Bergföhre, Esche, Hagebutte, Himbeere, Rosmarin, Rosskastanie, schwarze Johannisbeere, Walnuss und Weinrebe
Schuppenflechte	Besenheide und Walnuss

Beschwerden / Krankheiten: Schulkopfschmerzen
Gemmomittel: Hänge- und Moorbirke, Hagebutte und der Mammutbaum

Unter **Schulkopfschmerzen** leiden besonders Grundschüler. Während die Schmerzen in den Pausen aufgrund von Bewegung an der frischen Luft nachlassen, steigern sie sich jedoch während des Unterrichts, aber auch bei den Hausaufgaben. Ursache hierfür können Leistungsdruck, Mobbing oder Ähnliches sein. Zudem verbringen die Kinder zu viel Zeit vor dem Computer oder am Handy, und das oft bis spät in die Nacht. Helfen kann hier eine Mischung aus der **Hänge- und Moorbirke**, das besonders gern auch während der Pubertät genutzt wird, da es zum einen entspannt und rhythmisiert, zum anderen die Entwicklung fördert.

Allgemeine Dosierungshinweise:
Dosierung: 3- bis 6-mal täglich 3 Sprühstöße.

Eine sinnvolle Kombination ist das Gemmotherapeutikum **Mammutbaum**, da es das Immunsystem stärkt, bei Erschöpfung, Müdigkeit und Schwäche hilft und vitalisierend wirkt. Einzeln eingenommen ist die Dosierung hier die gleiche wie bei der Birkenmischung. In Kombination sollte allerdings folgendermaßen vorgegangen werden:

Allgemeine Dosierungshinweise:
Dosierung des Mammutbaumes: morgens und mittags jeweils 3 Sprühstöße und Dosierung der Birkenmischung: abends und vor dem Schlafengehen 3 Sprühstöße.

Beschwerden / Krankheiten:	**Gemmomittel:**
Schweißproduktion, gestörte	Besenheide, Edeltanne, Eiche und Esche
Schwellungen	Birke
Schwerhörigkeit	Speierling
Stoffwechselstörungen (wie Diabetes und Schilddrüsenüberfunktion oder -unterfunktion)	Birke, Linde, Olive, Rosmarin, schwarze Johannisbeere, Wacholder und Weißdorn
Stress	Feigenbaum, Heidelbeere, Linde, Mammutbaum und wolliger Schneeball
Tinnitus (Ohrensausen, Ohrenklingeln)	Speierling
Übergewicht	Olive, Rosmarin, Wacholder und Weinrebe
Unruhezustände	Besenheide, Birke, Edeltanne, Feigenbaum, Hainbuche, Linde, Mammutbaum, Rosmarin, schwarze Johannisbeere, Weißdorn und wolliger Schneeball
Unterleibsbeschwerden (wie Krämpfe)	Eiche
Venenleiden	Edel- und Rosskastanie
Verbrennungen	Ulme

Beschwerden / Krankheiten: Verdauungsbeschwerden (wie Blähungen, Durchfall, Morbus Crohn, Verstopfung, Zöliakie)
Gemmomittel: Birke, Eiche, Esche, Esskastanie, Feigenbaum, Heidelbeere, Linde, Olive, Preiselbeere, Rosmarin, schwarze Johannisbeere, Schwarzerle, Wacholder, Walnuss, Weinrebe und wolliger Schneeball

Unser **Verdauungstrakt** beinhaltet alle Organe, die in die Nahrungsaufnahme, Zerkleinerung, Verdauung und das Ausscheiden der Nahrungsmittel involviert sind. Der Dünn- und Dickdarm sind speziell für die Verdauung zuständig und haben oftmals eine Länge von bis zu zwölf Metern. Wenn unser Magen-Darm-Trakt nicht vollständig funktioniert, kommt es zu Erkrankungen Im Immunsystem und beim Stoffwechsel. Zusätzlich haben Fehlfunktionen Einfluss auf die Entstehung von Autoimmunerkrankungen. Daher ist es gerade hier ausgesprochen wichtig, auf eine gesunde und ausgewogene Ernährung zu achten. Zu den typischen Erkrankungen zählen Durchfall, Erbrechen, Gastritis (Magenschleimhautentzündung), Magen-Darm-Infektionen und -krebs sowie Übelkeit.

Bei Entzündungen des Magen-Darm-Traktes sollte in der Gemmotherapie die **Feige, schwarze Johannisbeere** oder die **Schwarzerle** eingenommen werden.

Allgemeine Dosierungshinweise:
Dosierung der Feige, schwarzen Johannisbeere oder der Schwarzerle: 3- bis 6-mal täglich 3 Sprühstöße.

Sollten Sie **alle drei Präparate parallel** einnehmen wollen, so verteilen Sie diese z. B. wie folgt:

Allgemeine Dosierungshinweise:
Dosierung der Feige: morgens 3-mal täglich 3 Sprühstöße
Dosierung der schwarzen Johannisbeere: mittags 3-mal täglich 3 Sprühstöße
Dosierung der Schwarzerle: abends 3-mal täglich 3 Sprühstöße

Vor allem **bei chronischen Magen-Darm-Erkrankungen** wie Blähungen, Durchfall und Verstopfung kommt die **Preiselbeere** zum Einsatz.

Allgemeine Dosierungshinweise:
Dosierung: 3-mal täglich 3 Sprühstöße.

Leiden Sie unter saurem Aufstoßen, Magen- bzw. Sodbrennen oder Reflux (Rückfluss des Mageninhalts in die Speiseröhre), so empfiehlt sich hier die Einnahme von **Besenheide** oder **Rosmarin**.

Allgemeine Dosierungshinweise:
Dosierung der Besenheide oder des Rosmarins: 3-mal täglich 3 Sprühstöße oder bei akutem Bedarf.

Speziell bei Entzündungen des Verdauungssystems sollten Sie **die Moorbirke** oder die **Walnuss** vertrauen.

Allgemeine Dosierungshinweise:
Dosierung der Moorbirke: morgens und abends je 3-mal täglich 3 Sprühstöße
Dosierung der Walnuss: mittags und vor dem Schlafengehen je 3-mal täglich 3 Sprühstöße

Beschwerden / Krankheiten:	**Gemmomittel:**
Vergiftungen*	Birke, Edeltanne, Eiche, Esche, Esskastanie, Wacholder und Walnuss
Verschleimungen	Bergföhre, Besenheide, Edeltanne, Ess- und Rosskastanie und schwarze Johannisbeere
Verspannungen	Himbeere, Rosmarin und wolliger Schneeball

Beschwerden / Krankheiten: Wachstumsschmerzen
Gemmomittel: Bergföhre, Edeltanne, Esche, Hänge- und Moorbirke, Hagebutte und Weinrebe

Von **Wachstumsschmerzen** sind Kinder bereits ab einem Alter von vier Jahren betroffen. Besonders in der Pubertät sind sie dann deutlich zu spüren, da die Knochen und Weichteile unterschiedlich schnell wachsen und es daher zu inneren Spannungsschmerzen kommen kann. Die erste hilfreiche Maßnahme kann sei, die betroffenen Stellen sanft mit Johanniskrautöl einzureiben, da es beruhigend wirkt und die Schmerzen lindert. Zusätzlich können Gemmomazerate Abhilfe schaffen. Hier unterscheiden wir jedoch zwischen den Wachstumsschmerzen in der Kindheit und jenen, die in der Pubertät auftauchen.

Treten die **Schmerzen in der Kindheit** auf, so hilft hier die Mischung aus der **Edeltanne**, sowie der **Hänge- und der Moorbirke**, da sie zusätzlich entspannend, entwicklungsfördernd und rhythmisierend wirkt.

Allgemeine Dosierungshinweise:
Dosierung: jeweils 3-mal täglich 3 Sprühstöße über einen längeren Zeitraum.

Wollen Sie ausschließlich ein Schmerzmittel geben, so findet hier die **Hagebutte** Anwendung.

Allgemeine Dosierungshinweise:
Dosierung: 3- bis 6-mal täglich 3 Sprühstöße.

Natürlich können Sie auch beide Gemmomittel kombinieren, in diesem Fall gehen Sie folgendermaßen vor:

Allgemeine Dosierungshinweise:
Dosierung des Birkenmischung: morgens und mittags jeweils 3 Sprühstöße und
Dosierung der Hagebutte: vor dem Schlafengehen 3 Sprühstöße.

Treten **Wachstumsschmerzen in der Pubertät** auf, so hilft hier die Mischung, ist die erste Wahl ebenfalls die Birkenmischung aus **Hänge- und der Moorbirke**.

Allgemeine Dosierungshinweise:
Dosierung: 3-mal täglich 3 Sprühstöße über einen längeren Zeitraum.

In zusätzliches Kombinationsmittel sollte während der Pubertät jedoch auf eine Mischung aus **Bergföhre, Esche und Weinrebe** zugegriffen werden, da diese Gemmopflanzen sich zusätzlich positiv auf den Band- und Sehnenapparat auswirken.

Allgemeine Dosierungshinweise:
Dosierung: 3-mal täglich 3 Sprühstöße.

Beschwerden / Krankheiten:	Gemmomittel:
Warzen	Feigenbaum und Hasel
Wassereinlagerungen (Ödeme)	Birke, Esche, Edel-, Ess- und Rosskastanie, schwarze Johannisbeere und Wacholder
Wunden, frische	Edeltanne und Ulme
Wundinfektionen	Besenheide und Weinrebe
Zahn- und Zahnfleischbeschwerden (wie Karies, Kieferzysten) Parodontose, Zahnfleischentzündung und Zahnschmerzen)	Birke, Eiche, Heidelbeere und Wacholder
Zentrales Nervensystem (wie Epilepsie, multiple Sklerose, Parkinson)	Olive und Weißdorn
Zwangsstörungen	Feigenbaum

Wie Sie anhand dieser umfangreichen Indikationsliste unschwer erkennen können, existieren für die einzelnen Erkrankungen oftmals mehrere Gemmotherapeutika. Hier haben Sie „die Qual der Wahl". Natürlich können Sie sich von einem Apotheker oder Therapeuten beraten lassen, welches dieser Mittel nun tatsächlich für Sie das passendste ist. Dennoch sollten Sie zudem auch auf Ihr Baumgefühl achten und auf Ihre eigene Intuition vertrauen. Gerade bei Kopfschmerzen erspürt man sehr schnell, welches Mazerat Sie anspricht.

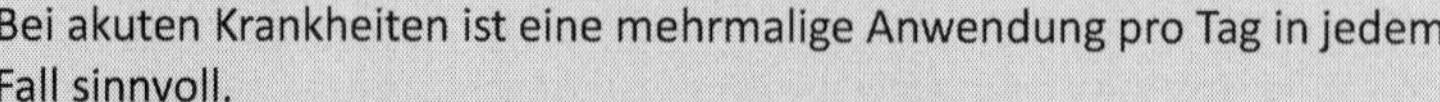

Allgemein gilt:
Bei akuten Krankheiten ist eine mehrmalige Anwendung pro Tag in jedem Fall sinnvoll.
Bei Allergien oder akuten Schmerzen empfiehlt sich das Sprühen im Anfangsstadium alle 10 bis 15 Minuten.
Bei chronischen Erkrankungen ist eine kurzzeitige Anwendung nicht zielführend. Hier ist die Einnahme über mehrere Wochen oder sogar Monate angesagt. Nach einem Vierteljahr sollten Sie eine kurze Pause von etwa einer Woche einlegen.
Mit den in diesem Buch aufgeführten Gemmotherapeutika können Sie sowohl akute als auch chronische Beschwerden gleichsam behandeln.
Bei den vorgestellten Behandlungsmöglichkeiten handelt es sich um Vorschläge. Wie eingangs bereits erwähnt, ersetzt dieses Buch nicht den Besuch bei einem fachkundigen Arzt, Heilpraktiker oder Therapeuten.
Selbstverständlich können statt dem Mundspray auch Gemmo-Tropfen verwendet werden. Rechnen Sie einfach einen Tropfen für einen Sprühstoß.

Neben- und Wechselwirkungen: Das sollten Sie wissen

Laut Aussage der Hersteller der Gemmo-Sprays im deutschsprachigen Raum sind seit Jahrzehnten keine **nennenswerten Nebenwirkungen** bekannt. Lediglich bei den Mazeraten Birke, Esche, Ess- und Rosskastanie, Preiselbeere und schwarze Johannisbeere, die speziell für die Ausleitung und Entgiftung eingesetzt werden, tauchen gelegentlich leichte Nebenwirkungen auf. Diese können sein:

- Verfärbung des Urins
- Übermäßig starker Geruch des Stuhlgangs

Im Grunde genommen sind dies jedoch keine wirklichen Nebenwirkungen im herkömmlichen Sinne, sondern ein Zeichen dafür, dass jene Organe, die besonders bei einer Entgiftungskur involviert sind wie Darm, Leber und Nieren, vermehrt ihre Arbeit leisten, um die Giftstoffe auf natürlichem Wege aus dem Körper zu leiten.

Ansonsten enthalten Knospen keine Allergene, so dass auch ein Allergiker die Gemmo-Sprays anwenden kann. Dennoch sollten Betroffene die Mittel behutsam ausprobieren, um eine Verträglichkeit sicherzustellen.

Wenn Sie sich aus gesundheitlichen Gründen für die Einnahme von **Stieleiche oder Mammut** entscheiden, so ist es ratsam die Einnahme **nicht direkt vor dem Schlafengehen** vorzunehmen, sondern eher am späten Nachmittag oder frühen Abend, **da beide Gemmomittel stärkend bis aufputschend wirken** können. Auf diese Weise kann der Einschlafvorgang nicht durch eines dieser Mittel gestört werden.

Sollten Sie generell eher der sensible Typ Mensch sein und Ihr Körper übermäßig schnell und heftig auf die Einnahme von Gemmo-Mazeraten reagieren, empfiehlt es sich, die Sprühstöße pro Tag zu reduzieren oder ggf. die Dosierung sogar nur alle zwei Tage vorzunehmen. Falls Sie auch hier noch zu starke Reaktionen zeigen, und sich lieber langsam an ein Mittel gewöhnen möchten, können Sie auch folgendermaßen vorgehen:

Allgemeine Dosierungsempfehlung:
Geben Sie einfach 1 – 2 Sprühstöße des gewünschten Präparates in ein halb gefülltes Glas Wasser und trinken Sie es über den Tag schlückchenweise. Diese Form der verdünnten Einnahme wird auch gern von Menschen praktiziert, deren Mundschleimhaut gereizt auf das in den Mitteln enthaltende Ethanol reagieren könnten.

Hinweis:
Rosmarin sollte auf keinen Fall in der Schwangerschaft eingenommen werden, da seine ätherischen Öle Krämpfe in der Gebärmutter auslösen können. Im Übrigen sollte auch die Verwendung der **Stechpalme** während der Schwangerschaft und des Stillens ausgesetzt werden. Ihr Kind wird es Ihnen danken.

Wechselwirkungen mit anderen Medikamenten sind bislang noch nicht bekannt. Tatsächlich wird sogar dazu geraten, die Gemmo-Therapie begleitend mit anderen Mitteln oder Therapien durchzuführen, da sie auf sanfte Weise den Heilungsprozess optimal unterstützen. Möchten Sie dennoch auf Nummer Sicher gehen, können Ihren behandelnden Therapeuten befragen oder – wenn Sie Selbstmedikation ausüben wollen - z. B. bei Gemmo-Community nachfragen.

Die 11 wichtigsten Gemmotherapeutika für Ihre Hausapotheke

In diesem Kapitel werden wir die wichtigsten Gemmomazerate herausgreifen, die Sie zuhause vorrätig haben sollten, um für (fast) alles gewappnet zu sein. Die wichtigsten Eigenschaften wiederholen wir an dieser Stelle und den Folgekapiteln noch einmal, um Sie Ihnen wieder in Erinnerung zu rufen. Folgende Therapeutika werden am häufigsten eingesetzt und sollten keinesfalls in Ihrer Hausapotheke fehlen:

- An erster Stelle steht die **schwarze Johannisbeere**. Sie ist das kraftvollste Akutmittel unter den Gemmotherapeutika und eines der wirksamsten Entzündungsmittel, da es pflanzlichem Kortison gleichzusetzen ist, jedoch ohne dessen Nebenwirkungen. Bei grippalen Infekten sowie Heuschnupfen, bei Gelenkbeschwerden, Gichtschüben und Hautleiden sollte dieses Therapeutikum Ihre erste Wahl sein.
- Die **Hagebuttenknospe** sollte stehts als pflanzliches Analgetikum (Schmerzmittel) zur Verfügung stehen. Auch sie ist bei Erkältungsbeschwerden (vor allem bei Halsschmerzen) hervorragend einsetzbar.
- **Wolliger Schneeball** macht vor allem Ihre Atemwege frei. Wenn Sie also eine verstopfte Nase haben oder die Lunge Probleme macht, sollte dieses Gemmomittel im Hause sein. Auch bei Krämpfen ist es ein schnell wirkendes Mittel.
- Der **Wacholder** zählt in der Gemmotherapie als das Universalheilmittel, da die Anwendungsgebiete – wie auch bei der schwarzen Johannisbeere, sehr weit gefächert sind. Wacholder wird vorwiegend bei chronischen Krankheiten oder Magenbeschwerden eingesetzt.
- Wenn Sie oder Ihre Familienmitglieder häufiger unter Entzündungen leiden (z. B. die Harnwege betreffend), darf die **Heidelbeere** nicht fehlen.
- Die **Ulme** ist das wichtigste Mazerat bei Hauterkrankungen. Des Weiteren senkt es einen erhöhten Cholesterinspiegel und lindert die Beschwerden bei Gichtanfällen und Rheuma.
- Die **Birke** sorgt sowohl bei den Kindern wie auch bei Erwachsenen für Entspannung bei Unruhezuständen wie ADS und ADHS und stärkt die Abwehrkräfte.
- Der **Weißdorn** wirkt beruhigend, fördert das Gedächtnis und die Gehirnfunktionen, unterstützt bei Antriebslosigkeit (bei der Schule oder der Arbeit)
- Leiden Sie oder Ihr Nachwuchs unter Rheuma, so darf die **Bergföhre** als pflanzliches Antirheumatikum nicht fehlen.

- Wenn Sie des Öfteren unter Verdauungsprobleme leiden, empfiehlt es sich, das **Rosmarin**- oder das **Walnuss**-Spray vorrätig zu haben.
- Bei Schlafstörungen sollte die **Silberlinde** als Gemmo-Spray jederzeit greifbar sein. Auch ist sie das wirkungsvollste Mittel bei Burnout-Syndrom, psychischen Befindlichkeiten sowie bei Stresszuständen und Verspannungen.

Zu guter Letzt wird von verschiedenen Herstellern auch ein sogenanntes „**Notfallspray**" angeboten, dass Sie schnell wieder in Ihre Mitte bringen kann. Enthalten sind in diesem Spray folgende Mazerate: die **Hagebutte** (Wildrose), der **Haferstroh** (im Lateinischen „Sativus") und das Zypressengewächs **Wacholder**, sowie energetisiertes Wasser und die Schwingungen verschiedener anderer Pflanzen, die auf seelischer Ebene Wirken. Dieses Akutmittel hilft bei Schockzuständen, psychischem Schmerz, Albträumen, bei einem Gefühl von Hilflosigkeit oder bei Verstimmungen (z. B. aufgrund von schlechten Nachrichten).

Allgemeine Dosierungshinweise:
Dosierung: 1 – 2 Sprühstöße in den Mund und tief durchatmen, damit Sie sich wieder sammeln können.

Abgesehen von den sanften Wirkungsweisen dieser Heilmittel, gibt es noch weitere Vorteile, die dafürsprechen, sich einen gewissen Vorrat an Gemmo-Produkten zuzulegen. Diese sind:

- das Kraftvollste aus der Pflanze für den Menschen
- ein gut verträgliches Heilmittel durch einen nur sehr geringen Alkoholgehalt
- leichte Anwendung – einfach in den Mund sprühen (bzw. tropfen)
- ohne Wasser einzunehmen
- schnelle Aufnahme der Wirkstoffe über die Mundschleimhaut
- der Magen-Darm-Trakt wird dabei nicht belastet
- die Magensäure beeinflusst ihrerseits nicht das Medikament
- gute Dosierbarkeit und problemlos überall anwendbar
- angenehmer, aromatischer Geschmack
- rasche Wirkung
- für Erwachsende und Kinder gleichermaßen geeignet
- Gemmomittel sind mit anderen Medikamenten und Therapien kombinierbar
- für unterwegs geeignet (z. B. auf dem Weg ins Büro oder auf Reisen)
- einfache Herstellung
- keine Farbstoffe
- keine Konservierungsmittel
- zudem glutenfrei und vegan

Je nachdem, welche Beschwerden bei Ihnen oder ihren Familienmitgliedern am häufigsten auftreten, können Sie leicht anhand der obigen Liste selektieren, welche Mittel für Sie in jedem Fall in Frage kommen.

Für manche ist eine umfangreich ausgerüstete Gemmo-Hausapotheke möglicherweise ein kostspieliges Unterfangen. Aus diesem Grund werden wir uns nun die Zeit nehmen und folgenden Kapitel „Kleine Knospen – Große Wirkung“ erläutern, wie Sie Gemmo-Extrakte ganz einfach selbst herstellen können.

Kleine Knospen – große Wirkung: So stellen Sie Therapeutika selbst her

In diesem Kapitel werden wir kreativ und beschäftigen uns mit der Galenik, der Lehre bzw. Wissenschaft der Zusammensetzung und Zubereitung von Arzneimitteln.

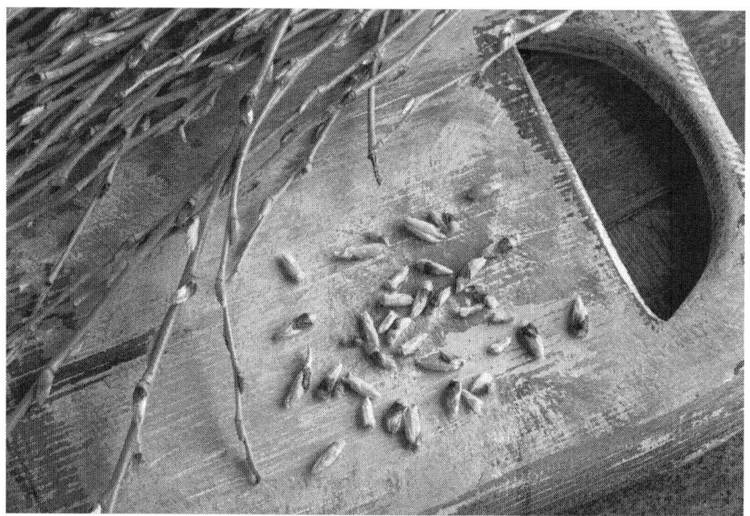

Die **Galenik** ist ursprünglich zurückzuführen auf den Namen Galenos. Galenos von Pergamon (*129 - † ca. 216) selbst war ein griechischer Arzt, Forscher (insbesondere der Sprache), Gelehrter, Philosoph und Schriftsteller. Er verfasste u. a. über 200 Schriften einer Enzyklopädie und gilt als einer der bedeutendsten Ärzte des Mittelalters. Des Weiteren arbeitete er an der hippokratischen Lehre, an der Lehre über die Anatomie des menschlichen Körpers sowie über die Physiologie (Naturkunde), die bis zum 17. Jahrhundert die gesamte medizinischen Wissenschaft beherrschte.

Wie wir bereits erfahren durften, werden in der Gemmotherapie die frischen Knospen, Keimlinge und Schösslinge der Pflanzen verwendet, die – je nachdem wann diese austreiben, behutsam geerntet werden. Um die Wirkstoffe daraus extrahieren zu können, werden diese junge Pflanzenteile für einige

Woche mazeriert (kalt angesetzt), im Anschluss gefiltert und in passende Behältnisse abgefüllt. Dabei ist unbedingt auf die Hygiene zu achten. Sehen wir uns das Procedere nun im Detail an:

Schritt 1 - Basiswissen erlangen

Zunächst einmal ist es unerlässlich, eine gute Kenntnis über die Pflanzen zu besitzen und etwas Geduld, da der gesamte Vorgang etwas zeitaufwendig sein kann. Falls Sie das Gefühl haben, dass es Ihnen trotz der hier erlangten Kenntnisse, noch an weiterem nötigem Wissen mangelt, empfiehlt es sich, wenn Sie sich baldmöglichst in die Natur begeben und die einzelnen Bäume und Sträucher ansehen, wenn diese – je nach Jahreszeit - entweder in ihrer vollen Blätterpracht stehen oder möglicherweise bereits Früchte tragen. So fällt es Ihnen leichter, die einzelnen Gattungen zu bestimmen. Auf diese Weise werden Sie dann bei Ihrem ersten Sammelrundgang wissen, um welche Knospen es sich jeweils handelt, wenn dann der Zeitpunkt gekommen ist, diese mit Sorgfalt zu ernten. Für den Fall, dass Ihre Geduld oder Zeit eher begrenzt ist, können Sie auch eine der unzähligen Apps nutzen, um die jeweilige Pflanze zu bestimmen.

Schritt 2 - Der Gang zur Apotheke

Bevor Sie sich auf den Weg begeben, um die wertvollen Knospen zu ernten, sollten Sie sich zunächst die notwendigen Zutaten besorgen:

- Alkohol oder Ethanol (unvergällter Weingeist), 70 bis max. 90 %
- Glycerin (pflanzlich, 85 %)
- kleine Flaschen aus Braunglas mit Zerstäuberaufsatz (mit einem Volumen von 30 ml) oder wahlweise
- Tropffläschchen mit Pipettenverschluss (mit einem Volumen von 20 ml)

In der Regel erhalten Sie diese in einer gut ausgestatteten Apotheke oder über Online-Shops. Des Weiteren benötigen Sie noch:

- eine kleine Waage, die auch 1 Gramm exakt abwiegen kann
- ein scharfes Messer (möglichst mit einer Keramikklinge)
- ein Messbecher
- ein Schraubglas und
- ein Gazetuch, ein feinmaschiges Sieb oder etwas ähnliches zum späteren Filtern.

Schritt 3 - Das Sammeln der Knospen

Im Frühjahr ist es dann endlich soweit! Die ersten sonnigen Tage bringen die Bäume und Sträucher dazu, ihre kostbaren Knospen zu bilden. Für Sie bedeutet das, sofern Sie beabsichtigen die Knospen selbstständig aus der Natur zu ernten, dass Sie mit dem Sammeln beginnen können. Warten Sie den richtigen Moment ab, denn die Knospen sollten nur direkt in dem relativ kurzen Stadium des Aufspringens geerntet werden. Gehen Sie bei trockener Witterung am späten Vormittag los und bevorzugen Sie Sammelorte, die abgelegen von stark befahrenen Straßen und möglichst keine beliebten Spazierwege für Hunde sind.

Sammeln Sie die Knospen in einem luftigen Korb, in einer Baumwolltasche oder einem Netz. Vermeiden Sie Plastikbeutel, da diese die Wirkstoffe der Knospen negativ beeinflussen könnten. Die Knospen werden vorsichtig mit den Fingerspitzen abgeknipst. Achten Sie bitte auch darauf, dass Sie von einem Strauch oder einem Baum lediglich nur eine kleine Menge der vorhandenen Knospen pflücken, um die weitere Entwicklung und das Wachstum nicht zu gefährden. Lassen Sie daher pro Trieb immer mindestens eine Knospe übrig. Eine Handvoll ist für den eigenen Bedarf in der Regel schon zu viel. Tatsächlich wird empfohlen, je Pflanzenart nur einen Fingerhut voll der neuen Triebe zu pflücken.

Nachfolgend finden Sie nun einige Beispiele, wann jeweils der beste Zeitpunkt ist, um die gewünschten Knospen zu ernten:

Monat	Pflanzen
ab Januar	Edel-, Ess- und Rosskastanie
ab Februar	Brombeere
ab März	Birke, Haselstrauch, Heidelbeere, Rosmarin und Weinrebe
Ende März	Schwarzerle
ab März – April	Berg- und Feldahorn, Eiche, Esche, Feigenbaum, Feldahorn, Himbeere, schwarzer Holunder, Linde, Stechpalme, Weißdorn und wolliger Schneeball
ab Mai	Walnussbaum

Wie Sie unschwer erkennen können, ist die Hauptsammelzeit im März und April eines Jahres. Da die Natur ab und an etwas launisch sein kann, sollten Sie sich bei Ihren Spaziergängen jedoch stets selbst vergewissern, wie weit die Knospenbildung jeweils vorangeschritten ist. Im Januar, spätestens Februar können Sie bereits mit der ersten Ernte beginnen, da uns sowohl die Brombeere als auch die Kastanienbäume zu diesem Zeitpunkt ihre heilbringenden Knospen darbieten. Selbstverständlich gibt es auch in der Natur die eine oder andere Ausnahme. So trägt die Hainbuche beispielsweise Blüten-

und Winterknospen. Dies bedeutet, dass die sie ihre Knospen (rotbraun bis braun gefärbt), aus denen später die Blüten und Blätter erwachsen, bereits im Sommer angelegt werden. Im Winter verkapselt sich die Knospe mit Schuppen und legt eine Ruhephase ein. Dann ist sie sehr hart und lässt sich nur noch schwer lösen.

Wer mag, kann beim Sammeln auch einmal direkt eine der Brombeerknospen frisch probieren. Sie werden überrascht sein, denn der neue Trieb schmeckt zu diesem Zeitpunkt tatsächlich ein wenig nach Kokosnuss!

Bei der Birke und der Schwarzerle werden übrigens die Blattknospen gesammelt, während beim Heidekraut (Besenheide) die jungen Triebspitzen verwendet werden. Sollte das Wetter es gut mit uns meinen und uns einen herrlich warmen Frühling bescheren, so können die Knospen auch schon mal ein paar Wochen früher sprießen.

Schritt 4 - Die Herstellung der Gemmomazerate

Zurück in der guten Stube, werden die Pflanzenteile zuerst einmal sorgsam mit kaltem Wasser gereinigt, von möglichen Astresten befreit und für ein paar Stunden luftgetrocknet. Nun folgt das Mazerieren, also der Prozess bei dem die Pflanzenteile eingeweicht beziehungsweise getränkt werden.

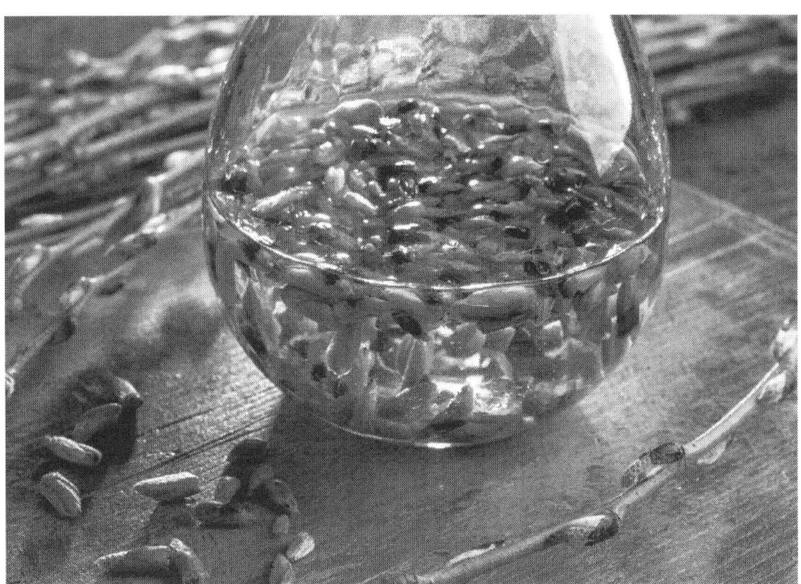

Hier gilt folgendes Grundrezept:

- 1 g frische Knospen (dies entspricht je nach Größe in etwa 1 bis 20 Knospen) werden angesetzt mit
- 15 ml Alkohol oder Ethanol (90 %),
- 15 ml Glycerin und
- 15 ml destilliertem, abgekühltem Wasser

Geben Sie den Alkohol (oder das Ethanol) in das destillierte Wasser und verrühren Sie es vorsichtig, dann fügen Sie das Glycerin hinzu. Als Nächstes schneiden Sie die gesammelten Knospen mit einem scharfen Messer sehr fein und vermengen diese dann gründlich mit der Lösung. Anschließend füllen Sie die Flüssigkeit in ein Schraubglas und bewahren es an einem dunklen, kühlen Ort (max. bis 20 Grad Celsius) auf. Bitte bewegen Sie das verschlossene Glas täglich, indem Sie es für ein paar Sekunden vorsichtig drehen und schwenken. Auf diese Weise sorgen Sie dafür, dass die heilbringenden Inhaltsstoffe der Knospen sich besser lösen und in das Gemisch übergehen können. So findet ein optimaler Austausch statt.

Der Mazerationsvorgang, in diesem Fall die Auslösungszeit, dauert insgesamt 3 bis 4 Wochen, danach wird die Flüssigkeit gefiltert (z. B. mit Hilfe des Gazetuchs, eines Nussmilchbeutels oder eines Kaffeefilters). Das gewonnene Mazerat (Kaltauszug) enthält nun alle wichtigen Inhaltstoffe.

Falls Sie das Mittel potenzieren wollen, kann das ursprüngliche Mazerat (Muttermazerat) im Anschluss mit einer Alkohol-Glycerin-Lösung im Verhältnis 1 zu 10 vermischt und diese neue Mischung dann dreißigmal leicht verschüttelt werden. Dies entspricht in der Homöopathie der ersten Dezimalpotenz, also D1.

Sollten Sie Ihre Gemmomitteln für Kinder oder Schwangere verwenden wollen, können Sie auf den letzten Schritt (das nochmalige Zugeben von Alkohol und Glycerin) verzichten. In diesem Fall ist der Alkoholgehalt des Mittels deutlich geringer und besser für das Kind und die werdende oder stillende Mutter geeignet.

Nun können Sie Ihr fertiges Gemmomazerat in ein Sprühfläschchen abfüllen und dieses entsprechend mit dem Namen der Pflanze und dem Datum der Herstellung beschriften. So erhalten Sie einen guten Überblick über die Haltbarkeit. Das Gemmomittel kann bei Zimmertemperatur gelagert werden. Achten Sie jedoch darauf, dass es vor Lichteinfall geschützt ist und innerhalb von maximal zwei Jahren verbraucht wird.

Praxistipp:
Umrechnen leicht gemacht

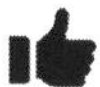

Sollten Sie ein Fläschchen mit 30 ml Volumen füllen wollen, benötigen Sie:

- 10 ml destilliertes Wasser
- 10 ml Alkohol (90 %)
- 10 ml Glycerin und
- 0,7 g Knospen

Für den Fall, dass es Ihnen zeitlich nicht möglich sein sollte, die gesammelten Pflanzenteile sofort zu verarbeiten, sollten Sie sie nach dem Reinigen entweder in einem geschlossenen Behältnis im Kühlschrank aufbewahren oder aber schonend trocknen. Letzteres sollte allerdings eine Ausnahme sein, da die Knospen an Wirkkraft einbüßen während des Trockenvorganges. Trocknen können Sie die Blüten für zwei bis drei Tage an der frischen Luft, im Zimmer oder, wenn vorhanden, in einem Dörrapparat für ca. 6 Stunden bei maximal 40 Grad Celsius. Danach sollten sie jedoch zügig verarbeitet werden. Wenn die Knospen vollständig trocken sind, werden sie gewogen. Hier gilt dann ein etwas anderes Mengenverhältnis:

1 Teil frische Knospen zu je 20 Teilen einer Lösung aus Alkohol, Glyzerin und destilliertem Wasser (letztere jeweils im gleichen Verhältnis)

Beispielrechnung:
Wenn Sie 5 g getrocknete Pflanzenknospen haben, werden diese in eine Lösung gegeben, die aus 100 ml Alkohol, 100 ml Glycerin und 100 ml Wasser bestehen sollte. Ansonsten gehen Sie genauso vor, wie oben bereits beschrieben.
Verwenden Sie für die Mazeration stets Quellwasser oder gefiltertes Wasser!

Selbstverständlich können Sie das gewonnene Mazerat auch in kleine Flaschen mit Pipettenverschluss abfüllen, wenn Ihnen die Anwendung mit Tropfen eher zusagt als mit einem Mundspray. Hier ist noch anzumerken, dass Knospen, die selbst nur wenige Tage getrocknet wurden, nicht mehr die gleiche heilerische Wirkung haben wie ein Mazerat aus frischen Pflanzenteilen! Auf gekaufte, getrocknete Knospen sollten Sie ganz verzichten, da diesen in der Regel noch Zusatzstoffe zugeführt worden und / oder diese Knospen nicht sorgsam behandelt wurden. **Echte Gemmotherapeutika werden immer aus frischen Knospen, Trieben und Wurzelspitzen hergestellt.**

Schönheitstipps mit Gemmomitteln

Damit dieser umfassende Ratgeber sich nicht ausschließlich mit Beschwerden und Krankheiten befasst, möchten wir Ihnen nun einige wertvolle Tipps an die Hand geben, wie Sie Pflanzenknospen zusätzlich für Ihre Schönheit einsetzen können. Hierbei geht es nicht um kleine Makel, die einen Menschen möglicherweise überhaupt erst attraktiv machen, sondern darum, wie Sie Ihre Haut mit Gemmomazeraten pflegen und erstrahlen lassen können. Die jungen Knospen und Triebe besitzen Proteine, Mineralstoffe, Spurenelemente, Vitamine, vitalisierende Wirkstoffe und auch Wachstumshormone, die wir uns in der Pflege zunutze machen können. Zudem sind sie sanft zur Haut und in der Regel für jeden Hauttyp geeignet.

Hautpflege

Herausstechend **für die Hautpflege** sind hier die Hagebutte, die Himbeere, die Linde, Rosmarin, die schwarze Johannisbeere, der Speierling und der wollige Schneeball. Die Gründe hierfür sind naheliegend:

- **Die Hagebutte (Wildrose)** hilft der Haut, sich zu regenerieren und fördern die Erneuerung der Zellen.
- **Die Himbeere** beruhigt, regeneriert ebenfalls, schützt vor äußeren Einflüssen wie Hitze, Kälte, übermäßigem Sonnenlicht sowie vor Trockenheit und spendet Feuchtigkeit.
- **Die Linde** beruhigt und unterstützt die Haut. Sie ist feuchtigkeitsspendend und kann Fältchen mildern.
- **Der Rosmarin** wirkt antibakteriell, beruhigend, desinfizierend, erfrischend und klärend. Des Weiteren verfeinert er die Poren und verbessert so das gesamte Hautbild.
- **Die schwarze Johannisbeere** beruhigt die irritierte Haut.
- **Der Speierlin**g sorgt dafür, dass geschwollene Augen zurückgehen und hilft zudem gegen dunkle Augenringe.
- **Der wollige Schneeball** beruhigt gereizte Haut und schützt sie ebenfalls vor äußeren Einflüssen.
- Zur Anwendung geben Sie einfach einen Sprühstoß auf einen Wattepad und tupfen die jeweiligen Hautregion sanft damit ab.

Haare

Hier ist besonders die Birke zu erwähnen, die, abgesehen von ihrer beruhigenden Wirkung, noch weitere Eigenschaften besitzt, die für die natürliche Haarpflege genutzt werden können. Die Wirkstoffe der Knospen (und auch der Birkenblätter) können Haarausfall reduzieren, sind belebend, kräftigend, regenerierend und sorgen für eine gesunde Kopfhaut. Diese wird durch die Anwendung von Birken-Shampoo oder -Wasser besser durchblutet du Schuppen und überschüssiger Talg werden von der Kopfhaut befreit. Dies bewirkt wiederum, dass die Haarwurzel besser die notwendigen Mineralstoffe aufnehmen kann.

Zur Herstellung benötigen wir:

- 3 - 5 Sprühstöße oder Tropfen des Birkensprays (alternativ eine Handvoll frische Knospen der Hängebirke)
- 250 ml gefiltertes, reines Wasser
- 1 EL Natron
- 1 Sprühflasche oder ein anderes, herkömmliche Gefäß, dass verschließbar ist

Geben Sie das Mazerat zusammen mit dem Wasser und dem Natron in das Gefäß, verschließen Sie dieses gut und schütteln Sie es sanft. Zur Anwendung feuchten Sie Ihr Haar ausreichend an und geben Sie die Lösung gleichmäßig auf Ihr Haar. Massieren Sie das Gemmo-Wasser dann auf Ihre Kopfhaut ein und lassen Sie es zwei Minuten einziehen. Danach spülen Sie Ihr Haar wie gewohnt wieder mit klarem Wasser aus. Sollten Sie besonders dickes und / oder langes Haar besitzen, ist es sinnvoll, dass Sie die Dosierung bei der Herstellung etwas erhöhen:

1 ½ EL Natron auf 250 ml Wasser bzw. 2 EL Natron auf 400 ml Wasser.

In jedem Fall ist die Anwendung dieses speziellen Gemmo-Shampoos wie eine Frühjahrskur für Ihre Haare und die Kopfhaut! Zusätzlich tun Sie Ihre Psyche etwas Gutes, da die Birkenknospen eine lichtbringende Kraft in sich tragen, die Ihre Seele in neuem Glanz erstrahlen lassen.

Zähne

In dem Kapitel „Knospenkunden von A – Z“ durften Sie bereits erfahren, dass das Gemmomittel **Heidelbeere** unter anderem auch eine positive Wirkung auf unsere Zähne hat. Dieses Wissen wollen wir nutzen und unsere eigene Zahnpasta herstellen.

Zur Herstellung benötigen wir:

- 7 - 10 Sprühstöße oder Tropfen des Birkensprays (alternativ eine Handvoll frische Knospen der Hängebirke)
- Xylitol (Birkenzucker) oder Stevia nach Geschmack (kann auch weggelassen werden)
- 3 EL Natron
- 3 EL kaltgepresstes Kokosöl in Bio-Qualität
- 1 Behälter Ihrer Wahl (z. B. eine alte, gereinigte und desinfizierte Cremedose)

Als erstes erwärmen Sie kurz das Kokosöl, damit es flüssig wird. Danach geben Sie das Natron und das Süßungsmittel in eine Schüssel und fügen löffelweise das Kokosöl hinzu. Verrühren Sie alles, bis es gut vermischt ist. Fügen Sie nun das Gemmo-Mazerat Heidelbeere hinzu und rühren Sie erneut, bis eine homogene Masse entsteht. Nun können Sie die selbst hergestellte Zahnpasta in ein kleines Gefäß umfüllen und werden höchstwahrscheinlich aus Neugierde gleich einen ersten Zahnputz-Durchgang starten.

Tipp:
Sollten Sie zu **Mundgeruch** neigen, können Sie eine Messerspitze der Creme auch in ein Glas mit Wasser geben, kurz umrühren und die Flüssigkeit für ein paar Sekunden im Mundraum bewegen und gurgeln. Dies erfrischt den Mund und schenkt einen reinen Atem. Diese Mischung zusammen mit 1 – 2 TL Natron kann übrigens auch für **Zahnersatz** (wie Gebiss, Zahnschienen etc.) zum Einweichen und Reinigen verwendet werden. Das Natron sorgt hier dafür, dass festsitzende Essensreste sich lösen und Gerüche neutralisiert werden.

Knospenkur

Was halten Sie davon, mit einer Knospenkur die reinigende Wirkung der heilsamen Pflanzen zu nutzen und die Melancholie des Winters zu vertreiben? Sie müssen ja nicht nur zu den Gemmomitteln greifen, wenn Ihre Gesundheit spürbar angeschlagen ist, Sie können beispielsweise im Frühjahr auch die eine oder andere Entgiftungskur durchführen. Übrigens ist es auch sehr zu empfehlen, sich nach einer längeren Einnahme von Antibiotika von möglichen Giftstoffen zu befreien.

Der Grund, warum jeder von uns mehrmals im Jahr seinen Körper entgiften sollte, ist, weil viele von uns sich nicht regelmäßig und ausschließlich mit vitalstoffreichen Lebensmitteln wie frischem Obst und Gemüse ernähren, sondern immer mal wieder auf Fertigprodukte zurückgreifen, die schädliche Farb- und Konservierungsmittel sowie Weißmehl, chemische Zusätze und Zucker enthalten. Unser Körper übersäuert und die Folge sind Erkrankungen des Magen-Darm-Traktes und mehr.

Die **Birke** kann, dank ihrer zahlreichen Inhaltsstoffe, nicht nur unsere Haare reinigen, sie wird auch für ihre Blutreinigung sehr geschätzt und sorgt dafür, dass unsere Leber und die Nieren entgiftet werden. Mögliche Entzündungsherde im Körper werden ebenfalls gleich mit behandelt. Zusätzlich unterstützt das **Wacholder**-Spray die Entgiftung und Reinigung von Leber und Niere und stärkt sämtliche Funktionen der Leber, senkt den Cholesterinspiegel und regt den Stoffwechsel an. All das ist besonders bei chronischen Erkrankungen und Entzündungen sehr wichtig. Wacholder regt auf sanfte Weise sowohl unseren Heilungs- sowie den Reinigungsprozess an und seine wassertreibende Wirkung reguliert unseren Wasserhaushalt und hilft uns dabei, vorhandene Ödeme aus unserem Körper auszuschwemmen.

Der **Rosmarin** unterstützt uns ebenfalls bei der Entgiftung unseres Körpers und reguliert die Harnsäure- und Harnstoffwerte sowie den Mineral- und Salzhaushalt. Auch der Rosmarin hat eine ausleitende Wirkung, was besonders interessant ist nach einer Antibiotikabehandlung. Nach diesen Erkenntnissen können Sie sich nun für eines der drei hier genannten Gemmomitteln entscheiden oder Sie nutzen diese einfach als Kombimittel.

Allgemeine Dosierungshinweise:
Dosierung für ein Einzelmittel: jeweils 3- bis 6-mal täglich 3 Sprühstöße über einen Zeitraum von 4 Wochen.
Dosierung als Kombimittel: jeweils 3-mal täglich 3 Sprühstöße über einen Zeitraum von 4 Wochen.

Bonus: So bauen Sie Pflanzen für Gemmotherapeutika Zuhause an

Nach der Lektüre dieses Ratgebers stellt sich Ihnen vielleicht die Frage, wie Sie die Pflanzen zur eigenen Herstellung von Gemmotherapeutika am besten selbst anbauen und pflegen können. Bevor wir uns jedoch dem gesamten Spektrum vollumfänglich widmen, richten wir unsere Aufmerksamkeit an dieser Stelle auf einige wenige Beispiele von Pflanzen, die für die Herstellung von Gemmotherapeutika eingesetzt werden, zumal eine Vielzahl an Pflanzen, die sich für die Gemmotherapie eignen Bäume sind, die zwar im Haus angezüchtet aber aufgrund des Hochwuchses und der notwendigen tiefen Wurzelbildung auf Dauer selbstverständlich nicht in Innenräumen artgerecht gehalten werden können.

Aufgrund der geringen Ansprüche, die manche Pflanzen mit sich bringen, kommen folgende von ihnen zur Anzucht im häuslichen Umfeld in Frage:

Rosmarin

Allgemeines:

Rosmarin (Rosmarinus officinalis) ist hier besonders gut geeignet, da er unabhängig davon, ob bei Ihnen ein Balkon, eine Terrasse oder (Winter-) Garten vorhanden ist, auch ganz bequem auf der Fensterbank angebaut werden kann. Er gehört zu der Familie der Lippenblütler, die man an ihren meist ährenförmigen Blütenständen leicht erkennen kann. Rosmarin ist ein ausgesprochen dekoratives Kraut, dass angenehm duftet. Der lateinische Name „rosmarinus“ wird mit „Tau des Meeres“ übersetzt. Da wundert es nicht, dass der Rosmarin ursprünglich aus dem Mittelmeerraum stammt und ist vorwiegend in Küstenregionen, insbesondere an Felshängen zu finden. Es wird jedoch angenommen, dass dieser Pflanzenname auch noch eine andere Bedeutung in sich trägt, da die griechische Bezeichnung „rhops myrinos“ im Deutschen „balsamischer Strauch“ heißt. Dies wiederum weist darauf hin, dass der Rosmarin einen hohen Gehalt an ätherischen Ölen besitzt. Rosmarin ist ein immergrüner, mehrjähriger Halbstrauch (Suffrutex), der unten verholzt, dessen Zweige und Triebspitzen jedoch nicht vollständig verholzen. Der Halbstrauch steht in seiner Beschaffenheit daher zwischen einer Krautpflanze und einem Strauch. Die Triebe wachsen aufrecht, sehr buschig und stark verzweigt. In mediterranem Klima kann der Rosmarin auch schon einmal bis zu zwei Meter hoch werden. Seine Blätter sind spitz wie Tannennadeln und fühlen sich ledrig an. Sie enthalten ätherisches Öl, Bitterstoffe, Flavonoide und

Gerbstoffe. Und die ersten Triebe wachsen beim Rosmarin bereits ab März. Seine Blüten tragen – je nach Sorte – die Farben weiß, rosa, hellblau oder blauviolett und ziehen mit ihrem betörenden Duft Insekten förmlich an.

Anzucht und Aussaat:
Für die Anzucht einer eigenen Rosmarinpflanze benötigen Sie:
- Saatgut
- Anzuchtschale mit Untersetzer (damit überschüssiges Wasser bereits hier ablaufen kann)
- Anzuchterde
- Pikierstäbchen (oder z. B. ein Eis- oder Löffelstiel)
- Tontöpfe mit Abflussloch und Untersetzer (oder einen schönen Platz im Garten)

Es sollte jedoch in jedem Fall darauf geachtet werden, dass Sie **das Saatgut** möglichst **in Bio-Qualität** erwerben. Planen Sie die Aufzucht des Rosmarins im Garten, muss die gewählte Sorte in jedem Fall winterhart sein, da diese auch Minustemperaturen im zweistelligen Bereich verträgt. Bitte verwechseln Sie winterhart nicht winterfest, denn der Begriff „winterfest" bedeutet lediglich, dass der Rosmarin lediglich Minustemperaturen im einstelligen Bereich überleben würde. Ein winterfester Rosmarin stellen Sie bitte spätestens im Oktober ins Haus oder an einen anderen frostfreien, hellen Platz.

Es besteht auch die Möglichkeit, komplette Anzuchtsets käuflich zu erwerben, die alles Notwendige beinhalten. Die Aussaatzeit für Rosmarin ist von März bis einschließlich Juni. Im Übrigen ist Rosmarin eine mehrjährige Pflanze, sodass Sie für lange Zeit viel Freude damit haben können. Die Aussaat sollten Sie frühestens ab Mitte März vornehmen. Die Anzucht über Samen ist allerdings ein langwieriger Prozess und hier ist anzumerken, dass das Saatgut von Rosmarin generell sehr unzuverlässig keimt. Von einer direkten Aussaat ins Freiland ist in jedem Fall abzuraten. Nutzen Sie daher eine Anzuchtschale, einen Blumentopf oder ein geschütztes Beet in einem Gewächshaus, wenn vorhanden – vorzugsweise unter einer Folie.

Da es sich bei Rosmarin um sogenannten Lichtkeimer handelt, also Pflanzen, deren Samen zusätzlich zu Sauerstoff, Wärme und Wasser auch noch Licht zur Keimung benötigen, sollten die Samen nur sehr wenig mit Erde bedeckt werden und die Temperatur zwischen 18 und 22 Grad liegen. Die Keimung erfolgt dann innerhalb von zwei bis drei Wochen.

Das **Pikieren**, also das Umsetzen der Keimlinge mithilfe eines Pikierstabs, erfolgt dann ein paar Wochen nach der Aussaat, nach den Eisheiligen ab Mitte Mai. Hierfür lösen Sie die Jungpflanze vorsichtig mit einem Stab aus der Erde, geben in den zukünftigen Topf (oder im Gartenbeet) ein tiefes Loch und setzen dort den kleinen Rosmarinsetzling vorsichtig ein, ohne dabei die zarten Wurzeln zu verletzen. Dieser Vorgang ist sehr wichtig, wenn Sie mehrere Pflanzen ziehen wollen, da nun die eigentliche Wachstumsphase beginnt und die jungen Pflänzchen die notwendigen Nährstoffe aus der Erde ziehen können, ohne in gegenseitiger Konkurrenz stehen zu müssen.

Da der Rosmarin zu den mediterranen Kräutern zählt, verträgt er sich besonders gut mit anderen Krautpflanzen wie Fenchel, Kamille, Kümmel, Lavendel, Oregano, Salbei und Thymian. Weniger wohl fühlt sich der Rosmarin neben Senfpflanzen.

Standort von ausgewachsenen Pflanzen:
Wenn Sie einen Garten besitzen, freut der Rosmarin sich über einen sonnigen, warmen, aber auch geschützten Standort. Falls Sie ihn an einer Hauswand einsetzen wollen, so ist hier eine süd- oder westorientierte Mauer vorzuziehen. In der Wohnung sollte er an einem Südfenster seinen Platz einnehmen dürfen, er kann somit auch in einem Topf gehalten werden. Vorzugsweise sollte man ihm einen mäßig trockenen, sehr durchlässigen und kalkhaltigen Boden anbieten. Für den Fall, dass Sie planen, Ihren Rosmarin in einer schönen Kräuterspirale zu züchten, fühlt er sich besonders wohl mit Nachbarn wie Lavendel und Thymian. Sein Lieblingsplatz wäre dann an der obersten Stelle der Spirale, um besonders viel Sonnenlicht erhalten zu können.

Bevorzugter Boden:
Generell ist darauf zu achten, dass Sie Freilandgewächse im Frühjahr in eine magere, sehr durchlässige Erde pflanzen. Der Boden sollte neutral bis alkalisch, sandig-humos und vorzugsweise eher trocken sein. So fällt es ihnen leichter, ihre Wurzeln gut und tief auszubilden. Da Rosmarin einen kalkhaltigen Boden liebt, sollten Sie zusätzlich beim Einpflanzen etwas Kalk mit unter die Erde mischen. Sollten Sie den Rosmarin in einem Topf ziehen und halten wollen, ist herkömmliche Kräuter- oder auch Kübelpflanzenerde zu verwenden, die für eine ausgewogene Drainage entweder Kieselsteine, Sand oder Tongranulat (Blähton) enthält. Das ist sehr wichtig, weil die Pflanze vorzugsweise in einer humusarmen und vor allem mineralische Substrate besser gedeiht. Achten Sie hier darauf, dass der Topf über ein Abzugsloch verfügt, damit überschüssiges Gießwasser leicht abfließen kann.

Für junge Pflanzen gilt:
Wenn Sie Ihre Pflanzen im Garten aussetzen wollen, sollten Sie den Boden gut auflockern und von Unkraut befreien. Falls Sie mehrere Pflänzchen setzen, achten Sie auf einen Abstand von jeweils 50 cm. Die Wurzeln sollten hierbei unbeschädigt bleiben. Bedecken Sie dann die Wurzel mit der Erde und drücken Sie sie fest an. Danach sollten Sie die Pflanze(n) gut eingießen.

Wasserbedarf:
Gießen Sie Ihren Rosmarin nur mäßig, da er bei möglicher Staunässe zu faulen beginnen würde. Topfpflanzen sollten im Winter sogar noch seltener gegossen werden (maximal einmal pro Woche). Der Wurzelballen sollten nicht völlig austrocknen.

Wichtiger Hinweis:
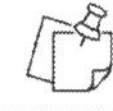
Eine Rosmarinpflanze sollten Sie nicht allzu oft umtopfen. Daher ist es angeraten, gleich zu Beginn der Aufzucht einen ausreichend großen Topf zu wählen.

Pflege und Schutz:
Sobald Ihr Rosmarin eine gewisse Größe erreicht hat (ab ca. 15 cm) sollten Sie all seine alten Triebe (jene, die noch aus dem Vorjahr stammen) regelmäßig sehr kurz zurückschneiden, damit er dicht und wuchsfreudig wird und bleibt. Bauen Sie den Rosmarin im Garten an, kann er frostige Temperaturen von -8 bis -10 °C aushalten. Bedauerlicherweise ist der Rosmarin, der in den nördlicheren Regionen wächst, sehr frostempfindlich und daher in der Regel nicht winterhart. Daher empfiehlt es sich generell, ihn in einem Topf zu kultivieren und ihn im späten Herbst z. B. in einem unbeheizten frostfreien Gewächshaus oder Wintergarten **überwintern** zu lassen. Ist dies nicht möglich, können Sie Ihren Rosmarin mit einem entsprechenden Winterschutz versehen. Hierfür häufen Sie seinen Wurzelbereich mit einer dicken Schicht aus Herbstlaub, Stroh oder Holzwolle an. Zusätzlich sollten Sie den oberen Teil der Pflanze (die Krone) mit Tannenzweigen abdecken oder in ein Wintervlies hüllen. Auf diese Weise ist sie auch gleichzeitig vor Wind geschützt, bekommt trotzdem noch genug Licht und Luft und trocknet nicht so schnell aus. Im Winter verliert der Rosmarin fast alle nadelähnlichen Blätter, wird jedoch im Frühjahr wieder neu austreiben. Sofern Sie den Rosmarin im Innenbereich überwintert haben, können Sie ihn dann wieder umquartieren.

Düngung:
Der Rosmarin hat einen sehr geringen Bedarf an Nährstoffen, dennoch kann nur die Freilandpflanze ganz auf **Dünger** verzichten. Eine Topfpflanze sollte in der Saison alle 6 bis 8 Wochen mit niedrig dosiertem biologischem Flüssigdünger versorgt werden, um alle notwendigen Nährstoffe zu erhalten. Eine Ausnahme bilden hier die jungen oder frisch umgetopften Pflanzen. Hier verzichten Sie vorerst auf das Düngen, da Ihr Rosmarin dies sonst eventuell nicht überleben würde. Geben Sie stattdessen einfach etwas reifen Kompost mit in die Erde. Wenn Ihr selbstgezogener Rosmarin bereits einige Monate in seinem Topf oder Kübel zugebracht hat, düngen Sie ihn entweder mit gekauftem Bio-Dünger oder besser noch mit einem selbst hergestellten Dünger, den Sie sehr leicht wie folgt ansetzen können.

Hierfür benötigen Sie:
- einen Eimer oder ein anderes großes Gefäß (bitte kein Metall verwenden!)
- einen passenden Deckel oder ein dickeres Tuch
- 5 kg frische Brennnesseln
- 5 Liter kaltes Wasser, vorzugsweise aus einem Brunnen oder Regenwasser

Füllen Sie das kalte Wasser in den Eimer und weichen Sie die Brennnesseln darin gut ein. Den Deckel oder ein Tuch legen Sie nur leicht darüber, damit die Luft noch zirkulieren und der Gärungsprozess beginnen kann. Bewahren Sie das Gefäß möglichst an einem Ort auf, an dem Sie der sich entwickelnde Geruch nicht stören kann. Ansonsten können Sie mit etwas Gesteinsmehl der üblen Geruchsbildung etwas entgegenwirken. Der Gärprozess beginnt in der Regel bereits nach wenigen Tagen und ist nach 3 Wochen abgeschlossen. In dieser Zeit wird sich die Jauche verfärben, da die Brennnesseln beginnen, sich im Wasser aufzulösen. Sobald das Brennnesselwasser aufgehört hat zu schäumen, ist Ihr Bio-Dünger fertig und sofort einsatzbereit. In jedem Fall ist dieser Dünger vorher im Verhältnis 1 : 10 mit Wasser zu verdünnen, damit Sie die Pflanze nicht verätzen.

Frischer Brennnessel-Sud ist, bevor der Gärungsprozess begonnen hat, übrigens auch gut geeignet, um mögliche Schädlinge zu vertreiben. Geben Sie dafür einfach etwas davon in eine Sprühflasche und bestäuben Sie damit den Rosmarin.

Weitaus einfacher ist die Aufzucht oder auch **Vermehrung von Rosmarin über Stecklinge**.

Stecklinge, auch bekannt als Steckholz, Stopfer oder Fechser, sind Teile von Pflanzen (z. B. kleine Äste oder Zweige), die abgeschnitten werden, um die jeweilige Pflanze zu vermehren. Sie sind nicht zu verwechseln mit den sogenannten Ablegern, die als natürliche Triebe zur Vermehrung genutzt werden. Stecklinge werden direkt in den Boden gesetzt, um dort Wurzeln zu schlagen.

Beschaffen Sie sich im späten Frühjahr (Ende Mai, Anfang Juni) entweder aus dem eigenen Garten, einer örtlichen Gärtnerei oder durch Freunde oder Bekannte einen Zuschnitt (mehrere Stecklinge) von Rosmarin. Die Zweige sollten jeweils mindestens eine Länge von 10 cm besitzen. Seien Sie bei Ihrer Auswahl wählerisch, denn die Rosmarinpflanzen, die Sie aus den Stecklingen ziehen, werden qualitativ dem Originalbusch sehr ähneln.

Von den Stecklingen ziehen Sie nun am unteren Ende des Zweiges ungefähr 2 cm der Rinde und auch mögliche Blätter ab und setzen diesen dann in den Boden. Der Schritt des Abziehens ist besonders wichtig, da Ihnen ansonsten der Steckling höchstwahrscheinlich sehr schnell verrotten wird. Für jeden Steckling sollten Sie auch jeweils einen Topf verwenden. Der zu bepflanzende Blumentopf sollte mit zwei Dritteln grobem Sand und einem Drittel Torf gefüllt sein. Stellen Sie den Rosmarin-Steckling an einen sonnigen, warmen Platz, allerdings nicht direkt ins Sonnenlicht, und gießen Sie ihn regelmäßig. Auch Stecklingen mögen den Treibhauseffekt, sodass Sie über den Topf einen durchsichtigen Plastikbeutel stülpen können, den Sie jedoch vorher an einigen Stellen durchlöchern sollten. Auf diese Weise kann die Temperatur besser geregelt werden und im Innenbereich entsteht für den Steckling eine angenehme Wärme und Feuchtigkeit. Nach circa drei Wochen sollte er dann Wurzeln gebildet haben und Sie können Ihren kleinen Rosmarin-Sämling dann entweder in einen größeren Blumentopf setzen oder direkt in Ihren Garten einpflanzen. Dort wird er dann in Ruhe zu einer wiederstandfähigen Pflanze heranwachsen.

<u>Ernte der Knospen:</u>
Die Knospen des Rosmarins können Sie für die Herstellung der Gemmomittel im Frühjahr ab März sammeln. Bitte pflücken Sie jedoch höchstens ein Viertel der Knospen ab, da der Rosmarin die Knospen auch für ihr weiteres Wachstum benötigt.

Krankheiten:

- Es kann vorkommen, dass Ihr Rosmarin auf einmal **vertrocknet** aussieht. Seine Nadeln verfärben sich braun und fallen ab. Dies kann beispielsweise vorkommen, wenn der Sommer besonders heiß und trocken gewesen ist oder Sie während der Überwinterung die Pflanze nicht ausreichend Wasser zur Verfügung gestellt haben. Hier reicht es bereits aus, wenn Sie den Rosmarin wieder etwas öfter vorsichtig gießen. Auch Staunässe kann eine Ursache dafür sein. Das erklärt sich wie folgt: Bei zu viel Feuchtigkeit über einen längeren Zeitraum beginnen die Wurzeln zu faulen. Dies führt dazu, dass sie die Pflanze nicht mehr ausreichend mit Nährstoffen und Wasser versorgen können. Daher sollten Sie immer erst prüfen, wie die Beschaffenheit der Wurzeln ist, bevor Sie den Rosmarin versehentlich überwässern. Sind die Wurzel tatsächlich schon sehr feucht, dann sollten Sie den Rosmarin aus dem Topf nehmen, die faulen Wurzeln vorsichtig abschneiden und ihn in neue, trockene Erde umsetzen.
- Hat Ihr Rosmarin großflächig weiße Flecken auf seinen Blättern, so handelt es sich höchstwahrscheinlich um **Mehltau** (eine Pilzerkrankung). In diesem Fall müssen die befallenen Blätter umgehend entfernt werden. Die kranken Blätter sollten im Hausmüll und nicht über den Kompost entsorgt oder verbrannt werden.
- Wenn es sich um einen weißlichen Überzug handelt, könnte es auch daran liegen, dass der Rosmarin von der **Spinnmilbe** befallen ist. Dies geschieht in der Regel eher im Winter.

Praxistipp:
Sollten Sie sich trotz genauester Inspektion der Nadelblätter nicht ganz sicher sein, können Sie die Pflanze kurz mit einem Wasserzerstäuber besprühen. Auf diese Weise lassen sich die kleinen Spinnentiere am ehesten aufspüren.

Je früher Sie den Befall erkennen, umso besser ist es, denn wenn der Befall zu weit fortgeschritten ist, müssen Sie Ihre Pflanze entsorgen. Im Anfangsstadium lassen sich die Spinnmilbe bei robusten Gewächsen jedoch noch mit einem scharfen Wasserstrahl leicht abbrausen. Falls Sie den Rosmarin im Zimmer halten, können Sie ihn dafür einfach kurz unter die Dusche stellen. Dieser Vorgang sollte alle zwei bis drei Tage wiederholt werden und zwar so lange, bis alle Schädlinge gänzlich verschwunden sind. Zusätzlich können Sie zur Sicherheit die Pflanze noch für einige Zeit mit einem transparenten Beutel umhüllen, denn durch die dann entstehende hohe Luftfeuchtigkeit (Treibhauseffekt) sterben die Spinnmilben nach ein paar Tagen ab.

Wichtiger Hinweis:
Auf keinen Fall sollten Sie Schädlingsbefall an Ihren Rosmarinpflanzen mit scharfen Insektenmitteln bekämpfen, denn dann können Sie deren Knospen nicht mehr zur Herstellung von Gemmotherapeutika verwenden und auch von dem Genuss in der Küche ist dann abzuraten.

- Zudem kann Ihr Rosmarin unter **Thripsen** leiden. In diesem Fall weisen die Blätter helle bis weiße Punkte auf. Diese Insekten saugen den Saft aus den Blättern und gedeihen ebenfalls in einer eher trockenen Umgebung. Um eine schnelle Verbreitung zu vermeiden und gegen den bestehenden Befall vorzugehen, ist auch hier das Abbrausen mit einer Dusche die erste beste Maßnahme. In diesem speziellen Fall sollte die Pflanze vorzugsweise auch mit einer Seifenlauge aus veganer Kern- oder Schmierseife (ohne Duftstoffe!) abgewaschen werden. Hierfür vermengen Sie acht Gramm der Seife mit einem halben Liter Wasser. Wiederholen Sie das Procedere regelmäßig für mindestens vier Wochen.

Weitere Behandlungsoptionen:
Eine andere Möglichkeit ist, dass Sie aus vier Esslöffeln Olivenöl, einer geringen Menge an Spülmittel (biologisch abbaubar) und zwei Litern warmem Wasser eine Lösung herstellen, mit der Sie die befallene Pflanze alle zwei Tage besprühen. Bitte lassen Sie immer einen Tag dazwischen frei, damit das Öl die Blattsporen nicht verstopfen kann.

Sollte Ihr Rosmarin sich im Garten befinden, so gibt es auch hier eine passende ökologische Maßnahme zur Bekämpfung der Schädlinge. Setzen Sie einen Sud aus zwei Litern Wasser, 500 Gramm Brennnesseln und 150 Gramm Knoblauch an. Alternativ können Sie frische Zwiebeln verwenden. Vermengen Sie alles gut miteinander und lassen Sie die Flüssigkeit für mindestens 12 Stunden (am besten über Nacht) bei Zimmertemperatur ziehen. Danach geben den fertigen Sud in eine Gießkanne und bringen ihn direkt über dem befallenen Rosmarin aus.

Tipp zur Vorbeugung von Schädlingsbefall - Vorsorge ist besser als Nachsicht:

Wie wir erfahren haben, bevorzugen die bereits genannten Schädlinge eine trockene Umgebung. Aus diesem Grund sollten Sie besonders während der Heizperiode Ihre Pflanzen auf Schädlingsbefall hin untersuchen. Weiterhin ist es ratsam, Behältnisse mit Wasser in der Nähe Ihrer Heizkörper aufzustellen, um trockene Heizungsluft zu vermeiden.

Auch mögen Schädlinge oftmals keine Luftfeuchtigkeit. Daher sollten Sie zumindest im Sommer Ihre Pflanzen regelmäßig mit Wasser besprühen. Auf diese Weise schränken Sie die Aktivität von Schädlingen ein. Wenn Ihr Rosmarin im Freien wächst und gedeiht, kann eine zusätzliche Schicht Mulch dabei helfen, das Gießwasser länger im Boden zu halten, da Schädlinge bevorzugt geschwächte Pflanzen befallen. Halten Sie ihn in einem Gewächshaus oder Wintergarten, so lüften Sie diesen Ort regelmäßig.

- Generell ist auch das Neem-Öl eine bewährte Bekämpfungsmethode bei vielen Schädlingen in Haus und Garten. Der Begriff Neem bedeutet so viel wie „Krankheitserleichterer". Die Blüte des Neem- oder Niembaumes (Azadirachta indica) trägt den Wirkstoff Azadirachtin in sich und führt dazu, dass die Larven absterben und sich somit nicht weiter ausbreiten können. Tupfen Sie hierfür einfach etwas von dem bitter riechenden Öl mit einem Wattestäbchen auf die befallende Pflanze. Dies hilft bei bestehendem Befall, aber auch als Vorsorgemaßnahme. Übrigens kommt Neemöl auch bei dem Kampf gegen Käfer, Läuse, Raupen und Schnecken zum Einsatz.

Bei allen Krankheiten durch Schädlingsbefall gilt – nicht nur für den Rosmarin: Separieren Sie die betroffene Pflanze, um die Schädlinge nicht auf andere Pflanzen übergreifen zu lassen!

Besenheide

Allgemeines:

Die **Besenheide**, das Heidekrautgewächs (im Lateinischen: Ericaceae – daher auch die gebräuchliche Bezeichnung „Erika") ist eine weitere Pflanze, die Sie sowohl Zuhause, auf dem Balkon, der Terrasse oder aber direkt im Garten anbauen können, um aus ihren Knospen später Gemmotherapeutika herzustellen. Sie ist sehr anspruchslos und pflegeleicht. Auch hier ist es ein Leichtes, über die örtliche Gärtnerei oder das Internet günstig die Samen dafür zu erwerben.

Anzucht und Aussaat:

Für die Anzucht einer Heckenrose benötigen Sie:

- Saatgut
- Anzuchtschale mit Untersetzer (damit überschüssiges Wasser bereits hier ablaufen kann)
- Anzuchterde
- Pikierstäbchen (oder z. B. ein Eis- oder Löffelstiel)
- Tontöpfe mit Abflussloch und Untersetzer (oder einen schönen Platz im Garten)

Achten Sie auch hier wieder darauf, dass Saatgut in Bio-Qualität zu erwerben.

Die **Aussaat** sollte zwischen März und April stattfinden. Auch hier werden Anzuchtschalen empfohlen, das Heidekraut keimt am besten auf Torf oder auf saurer, sandiger Erde. Da auch sie ein Lichtkeimer ist, sollten Sie sie nur wenig oder gar nicht bedecken. Das Substrat selbst sollte leicht feucht gehalten werden. Allerdings werden Sie ein wenig Geduld mitbringen müssen, denn die Besenheide wächst nur sehr langsam. Tatsächlich benötigen die Sämlinge einige Jahre, bis aus ihnen stattliche Pflanzen werden.

Standort von ausgewachsenen Pflanzen:

Diese immergrüne Staude genießt einen sonnigen bis halbschattigen, nährstoffarmen, trockenen **Standort** und ist besonders beliebt als Bodendecker oder für Steingärten. Das Heidekraut erlangt in der Regel eine Höhe von ca. 30 cm und blüht von Dezember bis zum Oktober des Folgejahres.

Bevorzugter Boden:
Nachdem die Keimlinge ihre ersten kleinen Wurzeln gebildet haben und einige Zentimeter aus dem **Boden** ragen, bevorzugen sie auch an ihrem neuen Standort (im Topf oder Beet) einen kalkarmen, saure, rohhumusreichen Sandboden. Leicht feuchte, nährstoffreiche Erde ist hier besonders zu empfehlen.

Rohhumus ist eine wenig zersetzte Erde, das bedeutet, die abgestorbenen Pflanzenteile sind erst in Ansätzen zerkleinert.

Allerdings teilen sich zwei unterschiedliche Sorten diese Aufgabe. Während die Besenheide als sommerblühend bezeichnet wird, blüht ihr Gegenstück, die Schneeheide, den ganzen Winter über. Die dritte Gattung im Bunde ist die sogenannte Knospenheide. Ihr wesentliches Merkmal ist, dass sich ihre Blüten nicht öffnen, sie trägt also lediglich ihre Knospen.

Wenn Ihnen die Aufzucht durch Saatgut zu langwierig erscheint, können Sie die Besenheide auch durch sogenannten Absenker vermehren.

Absenker sind Seitentriebe einer Pflanze, die dicht am Boden entlang wachsen und nach einer gewissen Zeit Wurzeln schlagen. Dies ist der Zeitpunkt, da man die Absenker von der ursprünglichen „Mutterpflanze" trennen sollte und den Absenker in einen Topf oder im Garten in die Erde umsetzt. Im Grunde genommen wird hier die Mutterpflanze geklont.

Im Detail gehen Sie hier folgendermaßen vor: Wählen Sie ein paar blütenlose Seitentriebe aus, die lang genug sind, dass Sie sie auf den Boden hinunterbiegen können. Die Seitentriebe werden nicht abgeschnitten, sondern verbleiben an der Mutterpflanze. Dann graben Sie eine kleine Mulde darunter in den Boden. Mit einem scharfen Messer ritzen Sie den Absenker leicht an der Stelle ein, die den Boden berühren wird, da sich dann dort später die Wurzeln bilden werden. Nun setzen Sie den Absenker mit der angeritzten Stelle in die Mulde und geben etwas Erde darüber, die Sie leicht andrücken. Danach beschweren Sie den eingepflanzten Absenker mit einem Stein, ohne ihn zu verletzen. Sie können aber auch eine Drahtkrampe dafür verwenden. Wichtig ist, dass der Absenker genau dort verbleiben und nicht so leicht wieder rausrutschen kann. Der Bereich sollte auf jeden Fall gut feucht gehalten werden. Erst wenn der Absenker eigenen Wurzeln gebildet hat, wird er von der Mutterpflanze getrennt und kann seinen neuen Standort einnehmen.

Die Vermehrung über Stecklinge ist jedoch die effektivste und schnellste Methode.

Stecklinge - die „Turbo-Variante":
Im Vergleich zu dem beschriebenen Vorgehen beim Rosmarin werden bei dem Heidekraut diese nicht geschnitten, sondern Sie reißen im Juli einige Stecklinge (Seitentriebe) von einer bereits bestehenden, kräftigen Pflanze direkt am Haupttrieb vorsichtig nach unten hin ab. Die Länge sollte zwischen fünf bis acht Zentimetern betragen. Dabei bleibt an dem sogenannten „Rissling" ein Stück von der Rinde der Mutterpflanze haften. Die kleine Rindenzunge hat eine hohe Konzentration an Wachstumshormonen, welche den Steckling bei der Wurzelbildung unterstützen.
Entfernen Sie mögliche Blüten und Ästchen, stecken Sie die Stecklinge direkt in die Erde und halten Sie sie feucht. Nun geben Sie die Stecklinge direkt in eine Pflanzschale oder einen ausreichend großen Blumentopf, der bestenfalls mit einer Mischung aus Moorbeeterde, Sand und Torf angefüllt ist und befeuchten Sie das Substrat. Danach decken Sie die Schale oder den Topf mit einem lichtdurchlässigen Deckel ab oder Sie nutzen dafür eine Klarsichtfolie. Die kommenden Wochen sollte der Boden gut feucht gehalten werden. Hitze und direkte Sonne vertragen diese Stecklinge nicht sehr gut, daher stellen Sie das Pflanzgefäß vorsichtshalber in den Schatten.
Je nach Sorte, kann die Besenheide zwischen 30 cm und 50 cm hochwachsen. Ihre Blütezeit ist von August bis November und die Blätter haben eine nadelförmige, schmale, schuppenartige Form und liegen am Trieb an.

Wasserbedarf:
Da die Wurzeln des Heidekrauts sehr empfindlich sind, ist darauf zu achten, dass sie weder zu viel noch zu wenig gegossen wird. **Gießen** Sie am besten nach Bedarf der Pflanze. Führen Sie Ihr also immer dann Wasser zu, wenn die oberste Erdschicht trocken ist. Übermäßiges Düngen kann ihr eher schaden als sie beim Wachstum unterstützen. Sollten Sie dennoch nicht darauf verzichten wollen, nutzen Sie bitte ausschließlich Bio-Dünger und hier vorzugsweise den selbst hergestellten aus Brennnesseln (siehe „Rosmarin).

Staunässe mag die Besenheide überhaupt nicht. Daher sollten Sie darauf achten, dass überschüssiges Wasser abfließen kann. Wächst die Pflanze in einem Blumentopf, so darf auch im Untersetzer kein Wasser stehen bleiben. Sollten Sie es mit dem Gießen einmal untertrieben haben und die Heide sieht vollkommen ausgetrocknet aus, so können Sie sie in der Regel noch retten, wenn Sie den gesamten Topf in einen großen Eimer mit Wasser stellen. Lassen Sie die Pflanze so lange dort stehen, bis keine Luftblasen mehr aufsteigen. Danach sollte sie sich wieder schnell erholen.

Pflege und Schutz:
Im Frühjahr, zwischen März und April, sollten Sie die Besenheide etwas zurückschneiden. Achten Sie jedoch darauf, dass Sie, wenn die Pflanze im Garten steht, einen Tag auswählen, an dem der Himmel bedeckt ist und die Temperaturen noch verhältnismäßig niedrig sind.

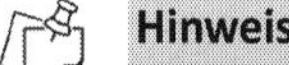

Hinweis:
Wenn Ihr Heidekraut nicht blüht, haben Sie entweder zu viele Knospen für die Herstellung Ihre Gemmomittel geerntet, zu viel gedüngt, übermäßig viel gegossen oder aber der Salzgehalt im Substrat ist zu hoch. Sind die Blätter gelb oder die Pflanze blüht nur schwach, so deutet dies darauf hin, dass die Erde einen zu hohen pH-Wert hat und angesäuert werden sollte. Wenn Sie all dies berücksichtigen und Ihre Pflanzen liebevoll pflegen, werden Sie viel Freude an Ihrem Heidekraut haben.

Auch wenn die meisten Sorten der Besenheide winterhart sind, ist anzuraten, dass Sie Ihre Pflanzen bereits vor dem ersten Winter mulchen, wenn der Boden noch nicht zu hart geworden ist. Die folgenden Winter können mit ihren frostigen Temperaturen der Besenheide dann nichts mehr anhaben. Sollte es im Winter nur wenig regnen oder schneien, achten Sie bitte darauf, den Boden ausreichend feucht zu halten. Gegossen werden sollte dann allerdings eher an milden Tagen, damit das Wasser nicht frieren kann.

Tipp:
Pflanzen Sie die Besenheide im Garten nicht einzeln, denn sonst reagiert das Gewächs deutlich empfindlicher auf Frost und Kälte.

Ernte der Knospen:
Sobald Ihre Besenheide eine gewisse Größe erreicht hat und mindestens ein Jahr stabil gewachsen ist, können Sie ab Juni ein paar ihrer ersten Knospen ernten. Bitte pflücken Sie jedoch höchstens ein Drittel der Knospen ab, da die Heide die Knospen auch für ihr weiteres Wachstum benötigt.

Krankheiten:
Von **Schädlingsbefall** (Blattläuse oder Spinnmilben) sind vor allem geschwächte Sträucher betroffen. Die Ursache liegt hier tatsächlich am Überdüngen. Brausen Sie die Besenheide mit einem scharfen Wasserstrahl ab, um die Schädlinge zu entfernen. Auch hier können Sie die Schädlinge mit Neem-Öl bekämpfen, ohne Sorge haben zu müssen, dass die späteren Knospen darunter leiden. Betupfen Sie mit einem Wattestäbchen den Hauptast mit etwas Öl und die Schädlinge suchen das Weite.

- **Pilzbefall** entsteht normalerweise durch eine feuchte Witterung (im Garten) oder Staunässe am Boden (Topf). Feuchtigkeit ist ein idealer Nährboden für Pilzsporen. Die Heide wird vor allem von Grauschimmel oder Welkepilz befallen. Eine junge Pflanze, die unter dem **Welkepilz** leidet, kann sehr schnell verkümmern und vertrocknen. Bei ausgewachsenen Heiden verfärben sich die Blätter oftmals gelblich oder sogar rot. In diesem Fall muss die erkrankte Pflanze sofort entsorgt werden (nicht auf den Kompost!). So vermeiden Sie, dass sich die Pilzsporen auf den nahegelegenen Gewächsen ausbreiten können.
- Hat sich durch zu hohe Luftfeuchtigkeit ein **Grauschimmel** gebildet, so ist dieser meistens am unteren Bereich der Heide zu erkennen, da dieser eher schlecht durchlüftet ist. In der Regel fängt die Pflanze an zu verfaulen und sollte entsorgt werden. Um dem Grauschimmel vorzubeugen, können Sie eine Knoblauchzehe in die Erde geben, denn dessen ätherischen Ölen mögen die Sporen überhaupt nicht.
- Ist die Pflanze jedoch eher einer sehr trockenen und warmen Witterung ausgesetzt, kann sich der **Echte Mehltau** ausbreiten: ein mehlig weißer Belag setzt sich auf den Pflanzenteilen ab und die unteren Blätter verfärben sich rötlich. Hier können Sie vorbeugend darauf achten, Ihre Besenheide keinen Dünger zu geben, der stickstoffbetont ist. Stickstoff lässt das Pflanzengewebe weich werden und die Sporen haben es dann leichter, sich anzusiedeln.

Hinweis:
Sollten Sie sich zum Kauf einer ausgewachsenen Pflanze entscheiden, so ist es ratsam, den Wurzelballen mit den Händen etwas aufzulockern, bevor Sie die Besenheide in den Garten pflanzen. So ermöglichen Sie der Pflanze ein optimales Einwachsen.

Heckenrose (Hagebutte)

Allgemeines:

Die **Heckenrose** können Sie auch züchten, falls kein Garten vorhanden ist. In diesem Fall wäre es jedoch wichtig, dass Sie Möglichkeit haben, diese Pflanze auf einem Balkon umzuziehen. Auf diese Weise können Sie ihren Anforderungen gerecht werden. Sie gehört zu den Wildrosen und kommt in der Natur durch ihren Wildwuchs am häufigsten vor, da sie sehr anpassungsfähig, pflegeleicht, robust und schnellwüchsig ist und nur wenig Ansprüche hat. Die Heckenrose hat Stacheln und gilt als unverwüstlich. Hitzeperioden oder vorübergehende Trockenheit sind für sie kein Problem, zudem ist sie winterhart (bis – 35 Grad) und hält auch starkem Wind stand. Sie kann eine Breite als auch eine Höhe von zwei bis drei Metern erreichen und ihre Blüten sind meist zartrosa, weiß oder rötlich gefärbt. Ihre Früchte, die Hagebutten, kennen wir bereits in Form von heilsamen Tees. Sie enthalten sehr viel Vitamin C und können jedoch auch zu köstlichem Gelee, Likör, Saft oder zu Marmelade verarbeitet werden.

Anzucht und Aussaat:

Für den Fall, dass Sie Ihre Heckenrose (Rosa canina = Hundsrose) **aus Samen selber ziehen** möchten, empfiehlt es sich, dass Sie auf eine Sorte zurückgreifen, die in Ihrem regionalen Umfeld auch natürlich wachsen. So ist eine bestmögliche Entwicklung gesichert. Ein örtlicher Blumenhändler kann Sie diesbezüglich sicher beraten. Natürlich können Sie die Samen zum Anbauen Ihrer Gemmo-Pflanze kaufen, allerdings besteht auch die Möglichkeit, bei einem Ihrer nächsten Spaziergänge in der Natur sich ein paar reife Hagebutten zu pflücken. Hier ist der beste Zeitpunkt Ende Oktober. Im Gegensatz zu den bereits vorgestellten Anzuchtmethoden, sollten hier die Samen erst einmal stratifiziert werden.

> ? Ein **Stratifiziervorgang** wird eingeleitet, wenn Samen nicht direkt keimfähig sind. Hier spricht man von einer Keimhemmung. Die betroffenen Samen benötigen für ihre weitere Entwicklung bestimmte äußere Anreize. Es gibt unter anderem Frost- bzw. Kaltkeimer, die z. B. einen Kältereiz benötigen, um zu Keimen und Triebe bilden zu können. Aus diesem Grund wird der Kältereiz dann simuliert.

Legen Sie die frisch geernteten Früchte großflächig an einem warmen, luftigen Ort aus und warten, bis das Fruchtfleisch auf natürliche Weise verrottet. Sobald sich das Fruchtfleisch leicht von dem Samen lösen lässt, entnehmen Sie diesen und reiben ihn vorsichtig zwischen Ihren Händen, um die Reste des Fruchtfleisches zu entfernen. Dann waschen Sie die Samen gründlich ab und trocknen diese sofort. So verhindern Sie, dass diese gleich zu Keimen beginnen. Bis zur geplanten Aussaat können Sie die Kerne nun luftdicht und trocken aufbewahren. Papiertütchen sind hier eine gute Wahl.

Für die bereits erwähnte **Kalt-Stratifikation** benötigen Sie nun eine Kiste, ein feinmaschiges Netz sowie etwas Pflanzenerde.

Vorgehen:
Das Netz wird zuerst in den Boden eingelegt, um vor möglichem Mäusebefall zu schützen. Dann füllen Sie die Kiste mit Estrichsand (möglichst scharfkantig). Darüber geben Sie etwas Pflanzsubstrat, geben das Saatgut hinein und bedecken dieses wieder mit dem Substrat. Kompost oder herkömmliche Gartenerde sollten Sie zu diesem Zeitpunkt keinesfalls verwenden, da die Samen hier zu schimmeln anfangen könnten. Gießen Sie nun die Aussaat leicht an und stellen Sie die Kiste an einen geschützten, schattigen Ort. Die ideale Temperatur liegt hier bei 2 – 8 Grad Celsius. Damit die Feuchtigkeit sich gleichmäßig verteilt, sollten Sie das Pflanzensubstrat mit den Samen wöchentlich einmal wenden. Auf diese Weise werden die härteren Schalen der Samen durch die im Substrat befindlichen Sandkörner aufgeraut. Belassen Sie das Saatgut für mindestens vier bis sechs Wochen in der Kiste, bevor Sie es dann später umsetzen.

Eine **Warm-Kalt-Stratifizierung** wird vor allem bei Samen mit einer besonders harten Schale durchgeführt und wenn der Frühling bereits vor der Tür steht.

Vorgehen:
Hierfür bereiten Sie die Kiste zunächst genauso vor wie bei der Kalt-Stratifizierung. Allerdings sollte die Kiste mit dem Saatgut bei dieser Methode zuerst einmal für zwei bis vier Wochen einer Umgebungstemperatur von mindestens 20 Grad Celsius ausgesetzt werden (Wärmereiz), um die Quellung der Samen zu beschleunigen. Erst im Anschluss findet der Kältereiz statt, indem Sie die Saatkiste an einen Ort bringen, der dann lediglich noch Temperaturen dann von 2 bis 8 Grad Celsius misst. Nun sollten Sie das Saatgut mindestens wöchentlich kontrollieren. Sobald Sie erste Keimblätter entdecken, können Sie diese sorgsam aus der Kiste herausnehmen und in einen Topf oder direkt in den Garten aussäen. Heckenrosen dürfen durchaus auch im Herbst gesät werden.

Hinweis:
Unabhängig davon, für welche Methode Sie sich entscheiden sollten, können Sie, für den Fall, dass gerade eine andere Jahreszeit vorherrscht, das Saatgut weiterhin in der Kiste belassen und die Umgebungstemperatur auf möglichst -2 bis -4 Grad Celsius reduzieren. Auf diese Weise verhindern Sie, dass die Samen weiter austreiben und wohlmöglich absterben könnten.

Wenn Ihnen der Vorgang des Stratifizierens zu langwierig ist, können Sie es auch mit einer **kürzeren Methode** probieren.

Vorgehen:
Hierfür schneiden Sie die Frucht nach dem Pflücken vorsichtig auf, befreien die Samen von dem Fruchtfleisch, entnehmen diese und säubern sie vorsichtig. Dann legen Sie das Saatgut zwischen zwei Papiertücher und befeuchten diese gleichmäßig. Zur Sicherheit für den Untergrund können Sie das feuchte Papiertuch in eine Schale legen und bei Zimmertemperatur aufbewahren. Nach einigen Tagen (manchmal auch erst nach einigen Wochen) beginnt die Keimung und Sie können die Samen mit ihren kleinen Keimwurzeln in ein größeres Gefäß setzen, in dem es für eine längere Zeit bleiben kann.

Wie bereits erwähnt, kann die Aussaat von Heckenrosen sowohl im Herbst (ab Oktober) aber auch im Frühjahr (März bis April) erfolgen. Die Blütezeit der meisten Heckenrosen-Sorten ist dann später im Juni und Juli. Eine **Vermehrung** selbst erfolgt entweder, wie oben beschreiben, durch die Samen, oder aber auch **durch Ausläufer** und Stecklinge. In der Natur bildet die Heckenrose sogenannten Wurzelausläufer, die als Ableger von der restlichen Pflanze gelöst und als separate Pflanze großgezogen werden können.

- Für die **Vermehrung durch Stecklinge** benötigen Sie eine scharfe Gartenschere, ein kleines Gewächshaus, Anzuchterde, eine kleine Pflanzschaufel (oder einen Löffel) und eine Sprühflasche mit Wasser. Die eigentlichen Stecklinge erhalten Sie, indem Sie möglichst gut verholzte, einjährige Triebe von einer Heckenrose abschneiden, bei der sich die Blüte schon fast öffnet. Nun schneiden Sie aus dem mittleren Trieb kleine Stücke von 3 bis 4 cm Länge ab, achten Sie jedoch darauf, dass Sie den Schnitt immer oberhalb eines Blattes ansetzen. Die beiden äußeren Teile können Sie leider nicht nutzen, da der Bereich oben (mit der Blüte) zu weich und der unterste zu hart ist. Jeder Steckling sollte genau ein Laubblatt besitzen. Um die Verdunstungsfläche zu reduzieren, wird jeweils das oberste Federblatt abgeschnitten.

• Das Gewächshaus füllen Sie nun mit der Anzuchterde auf. Anzuchterde ist in der Regel fein durchlässig und hat weniger Nährstoffe als herkömmliche Blumenerde. Die Erde wird leicht mit dem Handrücken angedrückt, um das Stecken zu erleichtern. Außerdem haben die Stecklinge dann einen besseren Halt.
• Im nächsten Schritt können Sie nun die fertigen Stecklinge kurz in einen **Wurzelaktivator** tauchen. Dies ist in der Regel ein pulverisiertes Bewurzelungshormon, das Ihren Stecklingen hilft, ein gesundes, kräftiges Wurzelsystem zu bilden und somit für eine bessere Nährstoff- und Wasseraufnahme sorgen kann. Weiterhin beugt es der Vermehrung von Bakterien vor, die Pflanze wächst schneller und der Ernteertrag der Knospen ist später höher. Allerdings sollten Sie auf den Kauf von chemischen Aktivatoren verzichten, da Sie mit natürlichen, selbst hergestellten Mitteln ebenfalls erstaunliche Ergebnisse erzielen können.

Hier hilft uns die Weide. Sie enthält große Mengen an sogenannten Auxinen. Dies sind Pflanzenhormone (wie Indol-3-Buttersäure), die die Wurzelbildung fördern, die Zellen positiv beeinflussen und Bakterien und Pilze abwehren können. Um diese Hormone zu nutzen, stellen wir auf einfache Weise ein Weidenwasser her.

Herstellung eines Wurzelaktivators
Zunächst sammeln Sie mit Ihrer Gartenschere einige junge Weidenzweige, die möglichst dünn und klein sind und maximal einen Durchmesser eines Bleistiftes haben. Hierzu benötigen Sie zwei Handvoll. Alternativ können Sie auch die Rinde des Weidenstammes oder deren Ästen verwenden. Für diesen Fall sind jedoch drei Handvoll ratsam, da hier die Hormonmenge geringer ist als bei den jungen Zweigen. Bereits abgefallene Zweige sind nicht zu verwenden, da deren Hormone nicht mehr aktiv sind.
Schneiden Sie diese Zweige in kleine Stücke von maximal 7 bis 10 cm Länge und geben Sie sie in eine große Schüssel. Sollten Sie eher das Arbeiten mit der Rinde bevorzugen, so dürfen hier die Stücke circa 5 bis 7 cm lang sein. Erhitzen Sie in einem großen Topf mit 3 ½ Liter Wasser. Nachdem das Wasser zum Kochen anfängt, übergießen Sie damit die Weidenstückchen. Nun lassen Sie den Sud für mindestens 12 Stunden, besser noch für einen ganzen Tag stehen und ziehen. Danach wird alles durch ein feinmaschiges Sieb gegossen und die aufgefangene Flüssigkeit in saubere Glasfalschen abgefüllt. Die Gläser werden fest verschlossen und mit Datum und Inhalt beschriftet. Ihr Weiden-Bewurzelungsmittel ist nun fertig und sofort einsetzbar. Wenn Sie es im Kühlschrank aufbewahren, hält es circa zwei Monate.

Wenn Sie mit einem selbstproduzierten Aktivator arbeiten, sollten Sie die Schnitte in die Lösung geben und für ein paar Stunden darinstehen lassen. So kann sich das Wurzelhormon am besten entfalten. Danach stecken Sie Ihre Stecklinge so tief in die angedrückte Erde, dass das Blatt noch herausschaut und sämtliche Stecklinge sich nicht gegenseitig behindern können. Mit der Sprühflasche feuchten Sie nun alles gleichmäßig an. Danach schließen Sie das kleine Gewächshaus mit dem dafür vorgesehenen Deckel oder einer durchsichtigen Folie und stellen es an einen hellen Ort, jedoch nicht direkt in die Sonne. Um für ein ausgewogenes Wuchsklima zu sorgen, sollten Sie eine entsprechende Belüftung sicherstellen. Hierzu öffnen Sie entweder die im Deckel vorhandene Luke oder öffnen einmal täglich die Folie. Sobald Ihre Stecklinge Wurzeln geschlagen haben, können Sie die kleinen Pflanzen in geeigneten, großen Blumentöpfen oder Kübeln (50 x 50 cm) auf dem Balkon kultivieren oder – wenn vorhanden – in den Garten setzen. Auch hier achten Sie bitte auf einen optimalen Standort, der der Pflanze wenigstens vier bis fünf Stunden Sonneneinstrahlung am Tag bietet und keine Hitzeentwicklung oder Staunässe zulässt.

Tipps:
Alternativ können Sie zur Förderung des Wurzelwachstums die Stecklinge auch mit etwas Bio-Honig betupfen oder diesen in etwas Wasser auflösen. Hierfür mischen Sie einen Teelöffel Honig auf 1 ½ Liter Wasser und tauchen die Stiele der Stecklinge dort hinein. Damit die Stecklinge die wertvollen Enzyme, Mineralien und Enzyme des Honigs vollständig aufnehmen können, sollten Sie für mindestens 12 Stunden darin verweilen.
Um der Bildung von Pilzen vorzubeugen, können Sie etwas Zimt auf einen Teller geben und die Schnittfläche der Stecklinge vor dem Einsetzen kurz damit betupfen.

Um die Setzlinge anzupflanzen, lockern Sie den dafür vorgesehenen Boden erst einmal gut auf. Damit die Wurzeln nicht verletzt werden, heben Sie ein ausreichend großes Loch aus. Die Erde kann mit etwas Kompost angereichert werden. Danach platzieren Sie die Heckenrose in dem Behälter oder Garten und füllen das Pflanzloch anschließend mit Erde auf. Zum Schluss häufeln Sie Erde um den Strauch herum an und gießen die kleinen Pflänzchen großzügig.

Sollten sich an den Setzlingen bereits Knospen befinden, so ist es ratsam, diese vor dem Einpflanzen mit einer Gartenschere zurückzuschneiden, sodass maximal zwei bis drei Knospenansätze verbleiben. Auf diese Weise schaffen Sie die bestmöglichen Voraussetzungen für Ihre Heckenrose(n).

Standort von ausgewachsenen Pflanzen:
Die Heckenrose wächst im lichten Schatten meist schneller, daher bevorzugt sie einen eher absonnigen (nicht von der Sonne voll beschienen) bis halbschattigen, warmen **Standort**.

Bevorzugter Boden:
Sie liebt einen leicht trockenen Boden und lebt sowohl in einem Humusboden wie auch in einem Lehm- oder Sandboden. Idealerweise sollte die Erde mit Kalk versetzt sein. Lediglich Feuchtigkeit und „nasse Füße" gefallen ihr nicht besonders. Der pH-Wert darf durchaus einmal zwischen zu basisch oder zu sauer schwanken. Wenn Sie diese Wildrose anbauen, achten Sie darauf, dass sie für die nächsten Jahre genügend Platz hat, um sich ausbreiten zu können. Sollten das Wachstum des Strauches Ihre Erwartungen sprengen und Ihr Balkon wider Erwarten nach einigen Jahren nicht mehr ausreichen, so wird die Pflanze sich über einen Umzug in die freie Natur freuen. Falls Sie sich dazu entschließen sollten, Ihre Heckenrose nach einer gewissen Größe umzupflanzen, sollten ihre Wurzeln an dem neuen Standort tief in die Erde reichen können, der Boden sollte gut aufgelockert und mit Kompost vermischt sein. Ansonsten gilt: Setzen Sie pro Quadratmeter maximal ein bis zwei Pflanzen.

Wasserbedarf:
Die Heckenrose sollte erst gegossen werden, wenn die obere Erdschicht trocken ist. Zum Test können Sie mit einem Finger vorsichtig in den Boden bohren. Bleibt feuchte Erde an ihm haften, ist ein Gießen noch nicht nötig.

Pflege und Schutz:
Ab und an ist eine Rückschnitt ratsam, um ihren wilden Wuchs etwas im Zaum halten zu können. Zudem sollten Sie gelegentlich vertrocknete oder welke Triebe auslichten.

Wichtig:
Da die Heckenrose ihre Blüten und späteren Früchte jeweils an den letztjährigen Triebenbildet, sollten Sie diese bei einem Rückschnitt unbedingt verschonen!

Wenn Sie die Hagebuttenpflanze in einem Garten pflanzen, brauchen Sie sich keine Gedanken darum zu machen, ob diese nasse Füße bekommen könnte, solange Sie sich an die empfohlene Erde halten. Wird diese Gemmo-Pflanze jedoch in einem Kübel kultiviert, so sollten Sie darauf achten, dass überschüssiges Wasser abfließen kann. Des Weiteren sollten Sie Topfpflanzen gelegentlich düngen, da die Nährstoffe in der Topferde meist nach einigen Monaten aufgebraucht sind. Hier sollten Sie im Schnitt alle drei Monate auf einen biologischen Langzeitdünger zurückgreifen. Auf keinen Fall sollten Sie sogenannte Chemiekeulen verwenden, da diese Giftstoffe enthalten, die auf die Pflanze übergehen können und somit die spätere Herstellung von Gemmotherapeutika ad absurdum führt. Um wirklich sicher zu sein, welche Ingredienzien in dem Dünger für die Heckenrose enthalten sind, empfehlen wir, den Bio-Dünger selbst herzustellen.

Pflanzenjauche selbstgemacht:
Sammeln Sie einen halben Eimer voll Brennnesseln, Löwenzahn und / oder Schachtelhalm und schneiden diese grob klein. Füllen Sie dann den Eimer mit Wasser auf (vorzugsweise Regenwasser), sodass die Pflanzenteile vollständig bedeckt sind. Danach decken Sie den Eimer mit einem Gitter oder Tuch ab, damit die Luft zirkulieren kann und der Gärungsprozess eingeleitet wird. Aufgrund der unangenehmen Geruchsentwicklung sollten Sie den Eimer außerhalb der Wohnung aufbewahren. Während der nächsten drei Wochen rühren Sie die Jauche täglich mehrmals um. Danach können Sie die Pflanzenjauche zum Düngen verwenden.

Ernte der Knospen:
Bei Ihrer Heckenrose sollten Sie ebenfalls mit der Ernte warten, Bis sie eine gewisse Größe erreicht hat und mindestens ein Jahr stabil gewachsen ist. Die ersten Knospen können Sie bereits ab Mai ernten. Bitte pflücken Sie auch hier höchstens ein Drittel der Knospen ab, da die Wildrose die Knospen ebenso für ihr weiteres Wachstum benötigt.

Krankheiten:
- Besonders die **Rosengallwespe** legt ihre Eier vorzugsweise bei den Wildrosengewächsen ab und zerstört so das Pflanzengewebe. Weitere Schädlinge sind der **Gartenlaubkäfer** und der **Goldglänzende Rosenkäfer**. Die gute Nachricht: gegen die herkömmlichen Rosenkrankheiten sind Heckenrosen weitestgehend resistent.
- Die **Rosengallwespen** (Diplolepis rosae) sind kleine, fliegende Insekten von circa 4 mm Länge. Sie haben eine dunkle Grundfarbe und einen auffallend roten Hinterleib. Hauptsächlich im Mai legen sie ihre Eier ab. Die Eier entwickeln sich zu weißlichen Larven, die dann auffällige, gallenartige Wucherungen verursachen, die teilweise struppig oder klettenartig erscheinen. Sie spielen als Schädlinge jedoch keine große Rolle. Die befallenen Triebe können zwar absterben, dies beeinträchtigt jedoch nicht die restliche Vitalität der Pflanze. Da die Rosengallwespen nicht besonders schädlich sind, ist eine Bekämpfung in der Regel nicht notwendig.

- Wildrosen werden in der Regel erst gar nicht von Gallwespen befallen, wenn die Bodenbeschaffenheit ihren Ansprüchen entspricht und sie rundum optimal versorgt sind. Hat dennoch ein Befall stattgefunden, so gibt es in diesem Fall die natürlichen Feinde wie die Erz- oder Schlupfwespen. Diese Maßnahme ist jedoch nur selten erforderlich, da die Rosengallwespen der Heckenrose nur selten schaden. Stören die Wucherungen Sie dennoch, so können Sie die Gallen, die im Übrigen auch als Rosenäpfel bezeichnet werden, einfach an den betroffenen Stellen abschneiden. Dies sollte jedoch noch vor Einzug des Winters geschehen.
- Die **Gartenlaubkäfer** (Phyllopertha horticola) sind dagegen etwas schädlicher. Sie werden bis zu 11 mm groß und ernähren sich von dem Laub. Zur Vorbeugung ist darauf zu achten, Ihren Rasen, wenn vorhanden, gut zu pflegen. Zusätzlich sollte in den Beeten die Erde gründlich umgegraben werden, sobald Sie erste Schädlinge entdecken. Auch ein Schutznetz kann helfen, die Pflanze vor diesen Fraßfeinden zu schützen. Der beste Schutz ist, die Käfer sofort einzusammeln, sobald Sie sie auf Ihren Pflanzen sehen. Die natürlichen Feinde der Gartenlaubkäfer sind Igel, Fleder- und Spitzmäuse sowie Vögel. Wenn Sie beispielsweise Vogelhäuser aufstellen, wird es sicher nicht zu einem größeren Schädlingsbefall kommen.

Normalerweise treten die Käfer nur vereinzelt auf. Handelt es sich jedoch um einen größeren Befall, können Lockstofffallen Abhilfe schaffen. Sollten die Käfer bereits Eier gelegt und daraus Engerlinge (fleischige Larven) gewachsen sein, so können Sie diese biologisch mit kleinen Fadenwürmern (HM-Nematoden) bekämpfen. Diese Nützlinge werden ab Juli ausgebracht, indem Sie die Fadenwürmer mit Ihrem Gießwasser mischen und die betroffenen Pflanzen dann mit Hilfe Gießbrause oder eines Zerstäubers besprühen. Da Fadenwürmer kein Sonnenlicht vertragen, sollte das Ausbringen in den frühen Morgenstunden oder abends geschehen. Nach dem Ausbringen sollten die betroffenen Stellen feucht gehalten werden. Sehen Sie auch in diesem Fall von chemischen Pflanzenschutzmitteln ab.

- Der Goldglänzende Rosenkäfer (Cetonia aurata), auch bekannt als der gemeine Rosenkäfer, kann eine Länge von bis zu 2 cm erreichen und ernährt sich von den Rosenblüten, hier vorzugsweise das Innere der Blüten. Er wirkt sehr kompakt und hat grün- und goldfarbene, metallisch schimmernde Flügel. Seine Larven ernähren sich hauptsächlich von morschem Holz und Kompost und sind in der Regel schwer zu erkennen. Es kann teilweise bis zu drei Jahren dauern, bis aus den Engerlingen die Rosenkäfer entwachsen. Obwohl auch der Rosenkäfer oftmals als Schädling angesehen wird, ist er es doch nicht, da er bzw. seine Larven den Pflanzen mehr dienen als schaden. Diese ernähren sich – im Vergleich zu Gartenlaub-, Mai- oder Junikäfern – nicht von den Wurzeln der Pflanzen, sondern fressen lediglich totes Material und unterstützen somit den Zersetzungsprozess. Auf diese Weise bewirken sie unter anderem wahre Wunder in Komposthaufen und sorgen für eine gute Humuserde.

Hinweis:
Sollten Sie dennoch den Wunsch hegen, den goldfarbenen Rosenkäfer zu bekämpfen, wenn er Ihre Heckenrose befallen hat, ist es wichtig zu wissen, dass dieser Käfer unter Naturschutz steht und somit nicht getötet werden darf. Die einfachste Methode ist auch hier das Absammeln. Besondere Schutzmaßnahmen sind hier nicht nötig, da der Rosenkäfer weder bissig noch giftig ist. Das Absammeln sollte auch hier am frühen Morgen erfolgen, denn dann sind die Käfer aufgrund der Kühle geradezu unbeweglich. Die eingesammelten Käfer können Sie beispielsweise auf einen Holunderstrauch umsetzen. So ist allen betroffenen Lebewesen damit geholfen. Um den Rosenkäfern vorzubeugen, sollten Sie möglichst gänzliches abgestorbenes Holz und abgestorbene Äste aus Ihrem Garten entfernen, um ihnen die Nahrungsquelle zu entziehen. Auch ein Komposthaufen ist ein großer Anziehungspunkt und sollte daher regelmäßig umgesetzt, aber nicht allzu hoch aufgeschüttet werden. Auch ein vorhandener Komposthaufen darf dann kein Schnittgut (abgestorbene Äste) enthalten.

Falls Sie eher zu den ungeduldigen Menschen zählen, besteht selbstverständlich auch die Möglichkeit, eine ausgewachsene Pflanze des Rosmarins, der Besenheide oder auch der Heckenrose käuflich zu erwerben und diese dann zu gegebener Zeit zu ernten. Sowohl die Samen als auch die Pflanzen sind über eine versierte Gärtnerei, verschiedene gut ausgestattete Lebensmittelgeschäfte und in diversen Online-Shops leicht erhältlich.

Tipp:
Sollten Sie sich für das Kaufen einer dieser Pflanze entscheiden, so pflanzen Sie diese schnellstmöglich um, da die ursprüngliche, erworbenen Pflanztöpfe meistens zu klein sind und so eine gesunde Pflanzenentwicklung verhindern können.

Wie Sie bereits erfahren haben, sind eine Vielzahl an Gemmopflanzen Bäume, die wir zwar im Haus anzüchten aber aufgrund des Hochwuchses und der notwendigen tiefen Wurzelbildung auf Dauer nicht halten können. Daher sollten Sie zur Anzucht von Bäumen folgendes wissen:

Bei der Anzucht von Bäumen ist anzumerken, dass Sie ihnen zumindest die ersten zwei bis drei Jahre Ruhe und Zeit gönnen, bevor Sie deren Knospen für Ihre medizinischen Zwecke ernten. Nur so können die Bäume sich voll und ganz auf ihr Wachstum konzentrieren, sich prächtig entfalten und eine gewisse Stabilität und Lebenskraft erhalten, die sie dann – je nach Heilkraft und Wirkstoffen – durch ihre Knospen an uns weitergeben können.

Die Kraft der Natur nutzen

Nun sind wir tatsächlich am Ende einer spannenden Reise angelangt. Daher sollte keinesfalls versäumt werden, Ihnen für Ihr Vertrauen und Ihre kostbare Zeit zu danken. Sie haben in den vergangenen Tagen viel über die erstaunlichen Heilkräfte der frischen Knospen und Triebe erfahren dürfen und sind sicher schon sehr gespannt darauf, das eine oder andere Rezept zur Herstellung oder die Tipps zur Anwendung der hier vorgestellten Gemmo-Mazerate auszuprobieren und Ihre ganz eigenen Erfahrungen machen zu dürfen.

Immer mehr Menschen spüren den Wunsch nach einem harmonischen Leben, frei von Schmerzen und Beeinträchtigungen und mit diesem Ratgeber sind Sie persönlich diesem Ziel einen großen Schritt nähergekommen. Und erwischt uns doch einmal ein Infekt oder eine andere Erkrankung, sind deren Ursachen sicher nicht nur auf der körperlichen Ebene zu suchen und zu behandeln.

Menschen wie Sie, die sich der Macht ihrer Gedanken und Handlungen bewusst sind und ihr Leben selbst in die Hand nehmen, suchen nach Lösungen und werden ihrem Glück immer einen Schritt näherkommen. Denn Sie allein haben es in Ihren Händen, eigenverantwortlich eines der wichtigsten Themen der heutigen Zeit anzugehen und zu meistern.

„Der Mensch kann nicht von der Natur, seiner Umwelt isoliert werden, denn in der Natur liegt der Schlüssel zu seinem Gleichgewicht und zur Wiederherstellung seiner Gesundheit."
Dr. Pol Henry (Begründer der heutigen Gemmotherapie)

Mit diesem Zitat von Dr. Pol Henry entlassen wir Sie in die große Welt der Gemmotherapie und wünschen Ihnen viel Erfolg, jede Menge Geduld und vor allem eine große Portion Freude beim Umsetzen all der hier aufgeführten Anregungen und Tipps! Ihre allumfassende Gesundheit ist eine der größten Schätze, die Sie selbst in Ihren Händen halten...

Begriffserklärungen

Nachfolgend finden Sie eine alphabetische Auflistung von Begriffen, die innerhalb des Ratgebers auftauchen. Diese können Sie in diesem Verzeichnis zu einem besseren Verständnis nachschlagen.

Begriffe	Definitionen bzw. Wirkungen
adstringierend	zusammenziehend, verengt die Gefäße, um Blutungen zu stillen oder den Austritt von Schweiß zu reduzieren
akut	plötzlich auftretend
Alkaloide	aufputschend, beruhigend, halluzinogen, krampflösend, lähmend, schmerzlindernd, virenhemmend und sie verändern den Herzrhythmus
antiallergisch	gegen Allergien gerichtet
antibakteriell	gegen Bakterien wirkend
antimikrobiell	hemmt das Wachstum von Mikroorganismen wie Bakterien, Pilzen und Vieren
antiödematös	gewebsentwässernd, lässt Ödeme abschwellen
Antioxidantien	sind chemische Verbindungen, die den Oxidationsvorgang bestimmter Substanzen im Körper verlangsamen oder sogar gänzlich unterbinden. Sie sind wichtige Verbündete im Kampf gegen „freie Radikale“.
antirheumatisch	wirkt entzündungshemmend bei Gelenkerkrankungen
antiseptisch	wirkt desinfizierend wie beispielsweise bei offenen Wunden, richtet sich gegen Keime und kann Vergiftungen verhindern
antiviral	gegen Viruserkrankungen wirkend

Cortison	wirkt entzündungshemmend und lindert vor allem Allergien, Autoimmun- und entzündlichen Erkrankungen, insbesondere Arthritis, Asthma, Hauterkrankungen wie Neurodermitis, Nebenniereninsuffizienz und Rheuma.
chronisch	sich langsam entwickelnd und andauernd
Freie Radikale	sind aggressive Moleküle, bei denen ein Elektron fehlt. Aus diesem Grund wirken sie sich negativ auf den Stoffwechsel aus
Neuralgie	sind Schmerzen, die direkt von den Nerven ausgehen sowie von dem umliegenden Versorgungsgebiet der Nerven (peripheres Nervensystem). Die Nerven werden hier als Schmerzleitung benutzt. Diese Schmerzen werden in der Regel als „reißend“ oder „ziehend“ beschrieben. Hervorgerufen werden sie direkt durch die Verletzung eines Nervs.
Östrogene	auch bekannt als Estrogene, sind mit die wichtigsten, weiblichen Geschlechtshormone. Sie werden in den Eierstöcken, der Nebennierenrinde also auch in der Plazenta gebildet. Übrigens kommen auch bei Männern Östrogene vor. Sie sind wichtig für die Fortpflanzung und die Menstruation.
rezidiv	Rückfall erleidend, wiederkehrend

Testosteron	wird auch als Steroidhormon bezeichnet und ist mit das wichtigste männliche Geschlechtshormon. Produziert wird es im Hoden, in der Nebennierenrinde und in den Ovarien (Eierstöcken). Somit wird deutlich, dass dieses Hormon auch in weiblichen Körpern produziert wird.
tonisch	bedeutet „die Muskelspannung betreffend“ oder aber kräftigend, stärkend, starr, steif oder stark kontrahiert (angespannt).

Quellenverzeichnis

- Hildegardis. (2012). Werke: Das Buch vom Wirken Gottes / Neuübers. aus dem Lat. von Mechthild Heieck. Einf. von Caecilia Bonn
- Von Bingen, H. (2013a). causae et curae - Ursachen und Behandlung der Krankheiten. Edition Lempertz.
- Von Bingen, H. (2021). Der Weg der Welt: Visionen der Hildegard von Bingen (großdruck). Fv Editions.
- Von Bingen, H. (2014). Physica. Liber subtilitatum diversarum naturarum creaturarum: Band 3: Kommentiertes Register der deutschen Wörter. Walter de Gruyter GmbH & Co KG.
- Von Bingen, H. (2021b). Scivias - Wisse die Wege: Die Visionen der Hildegard von Bingen. BoD – Books on Demand.

20 Touren

Günther Klahm

Saarbrücken

Stadtwanderführer

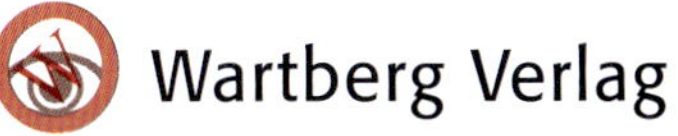

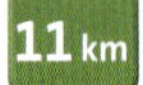

Weglänge

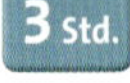

Gehzeit

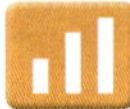
Schwierigkeitsgrad

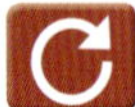
Rundwanderung

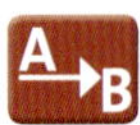

Streckenwanderung

Einkehrmöglichkeit

Bildnachweis
Alle Bilder von Günther Klahm.

Karten
www.openstreetmap.de

1. Auflage 2014

Satz und Layout: Christiane Zay, Potsdam
Druck und Buchbinderische Verarbeitung:
Druck- und Verlagshaus Thiele & Schwarz GmbH, Kassel

34281 Gudensberg-Gleichen, Im Wiesental 1
Telefon: 0 56 03 - 9 30 50
www.wartberg-verlag.de
ISBN 978-3-8313-2338-8